U0250523

·人·口·发·展·战·略·丛·书·

丛书主编　沙　勇

农村中老年女性健康研究

孙晓明　舒星宇　著

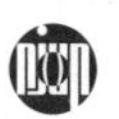 南京大学出版社

图书在版编目(CIP)数据

农村中老年女性健康研究 / 孙晓明，舒星宇著. —— 南京：南京大学出版社，2020.11

（人口发展战略丛书 / 沙勇主编）

ISBN 978-7-305-23892-5

Ⅰ. ①农… Ⅱ. ①孙… ②舒… Ⅲ. ①农村—中年人—妇女—妇女保健学—研究②农村—老年人—妇女—妇女保健学—研究 Ⅳ. ①R173

中国版本图书馆 CIP 数据核字(2020)第 208264 号

出版发行　南京大学出版社
社　　址　南京市汉口路 22 号　　　　邮　编　210093
出 版 人　金鑫荣

从 书 名　人口发展战略丛书
书　　名　农村中老年女性健康研究
著　　者　孙晓明　舒星宇
责任编辑　何永国　　　　编辑热线　025-83686659

照　　排　南京南琳图文制作有限公司
印　　刷　南京玉河印刷厂
开　　本　787×960　1/16　印张 11　字数 169 千
版　　次　2020 年 11 月第 1 版　2020 年 11 月第 1 次印刷
ISBN 978-7-305-23892-5
定　　价　45.00 元

网址：http://www.njupco.com
官方微博：http://weibo.com/njupco
官方微信号：njupress
销售咨询热线：(025) 83594756

前　言

1994 年，开罗国际人口与发展大会(ICPD)正式发布了全球行动纲领，明确了生殖健康定义，其内涵主要包括避孕节育、妇女保健、儿童保健、性传染病预防和生殖权利。由于当时世界庞大的“婴儿潮”一代妇女正值生育旺盛期，国际社会将避孕节育和妇女生殖道感染防治作为重要研究和实践领域，育龄期妇女的生殖健康得到很大改善。我国人口和计划生育服务系统不但接受了国际社会的生殖健康概念，而且加快了计划生育生殖健康优质服务理念的引入，并结合我国人口和计划生育工作实际迅速付诸于行动。

在计划生育基本国策的强力推动下，1980 年开始建立的我国农村地区计划生育服务系统有了很大的发展，形成了一个纵向到底，横向到边的公共服务系统，为 15～49 岁已婚育龄人群提供了有效的避孕节育服务。在 1990 年我国妇女总和生育率下降到更替水平之后，特别是 1994 年开罗人发大会以来，计划生育服务内涵开始向全面促进育龄妇女生殖健康的方向发展，不断适应和满足了广大育龄人群迫切的生殖健康需求。我国计划生育服务系统提供的服务弥补了农村初级卫生保健服务的不足，与我国的妇幼保健服务系统一道在生殖健康促进方面发挥了重要的基础性作用。

近些年农村 50 岁以上中老年妇女比例的增加速度很快，她们已经不属于计划生育服务的目标人群，从提供生殖健康服务的职能上讲，应该属于妇幼保健系统，可是她们的许多生殖健康问题又与早期避孕节育有关，比如使用避孕环，节育手术后遗症治疗以及生殖道感染防治等问题，仍然需要计划生育服务系统提供相应的服务。在农村，1980 年代上环的育龄妇女进入中老年后需要取环的人数大增，但是基层提供生殖健康服务的计划生育和妇幼保健两个服务系统之间缺乏制度化的协调和衔接机制，服务职能的界限模糊不清，不能及时并安全地为绝经后妇女取环，已经成为我国农村计划生育妇幼保健服务工作中非常薄弱的环节。2013年中央决定卫生、计生合并，成立国家卫生和计划生育委员会，2016年更名为国家卫生健康委员会，县乡两级计划生育和妇幼保健服务机构正在重组与磨合之中。

当前我国农村妇女生殖健康服务主要面临两方面问题：一是由于人口发展本身产生的中老年妇女的比例迅速增加导致的生殖健康服务需求发生变化，我国农村妇女围更年期的生殖健康服务明显不足，尤其是超过50岁的中老年妇女不能得到优质的生殖健康服务；二是在卫生体制改革背景下，我国农村提供生殖健康服务的计划生育和妇幼保健系统如何更好地发挥资源共享的互补优势，为中老年妇女提供优质的生殖健康服务。至今为止国内这方面少量的研究都很局限，主要集中在中老年妇女生殖健康状况本身，没有从人口发展的角度研究农村中老年妇女生殖健康需求变化、中国特有的生殖健康服务提供体系发挥的作用以及相互之间的互动关系，缺少对农村中老年妇女生殖健康服务需求和服务提供两个方面进行深入系统的实证性研究。

本研究以循证为导向，从中国人口发展的客观规律和公共卫生服务均等化的角度，深入探讨在积极应对人口老龄化和卫生体制改革的大背景下，我国农村中老年妇女生殖健康存在的主要问题和现实需求、当前生殖健康服务系统为中老年妇女提供生殖健康服务的能力、模式和管理机制，为构建新型农村生殖健康优质服务体系提供决策参考。本研究选择典型地区，采用定性和定量研究方法，对我国农村40～64岁中老年妇女生殖健康服务现有的不同发展模式进行实证调查，获得宝贵的第一手资料，发现了没有满足的需求和存在的主要问题，并且进行深入分析和比较研究，为探索一条有中国特色的生殖健康服务可持续发展之路，提出了我国农村中老年生殖健康服务供给侧改革新机制的战略思考和政策建议。

为深入贯彻落实《基本医疗卫生与健康促进法》和健康中国、乡村振兴战略，2020年4月，中国计划生育协会决定在全国开展家庭健康促进行动，已将本研究提出的政策建议纳入其中，实施农村中老年妇女生殖健康促进项目，为她们提供个性化的健康教育、健康咨询、健康检查、疾病治疗和随访服务。

本研究是国家社会科学基金项目（基金编号：11BRK016），课题组成员：孙晓明、舒星宇、宗占红、毛京沭、王璇。本研究得到调研点各级卫生健康委员会和参与调研的同仁们的大力支持，我们在此表示衷心的感谢。

孙晓明

2020 年 6 月于南京仙林

目 录

第一部分　研究背景

1994年，开罗国际人口与发展大会正式发布了全球行动纲领，明确了生殖健康定义，其内涵主要包括避孕节育、妇女保健、儿童保健、性传染病预防和生殖权利。由于当时世界庞大的“婴儿潮”一代妇女正值生育旺盛期，国际社会将避孕节育和妇女生殖道感染防治作为重要研究和实践领域，育龄期妇女的生殖健康得到很大改善。我国人口和计划生育服务系统不但接受了国际社会的生殖健康概念，而且加快了计划生育生殖健康优质服务理念的引入，并结合我国人口和计划生育工作实际迅速付诸行动。

在计划生育基本国策的强力推动下，1980年开始建立的我国农村地区计划生育服务系统有了很大的发展，形成了由原国家人口计生委领导的一个纵向到底，横向到边的公共服务系统，为15～49岁已婚育龄人群提供了有效的避孕节育服务。在1990年我国妇女总和生育率下降到更替水平之后，特别是1994年开罗国际人口与发展大会以来，计划生育服务内涵开始向全面促进育龄妇女生殖健康的方向发展，不断适应和满足了广大育龄人群迫切的生殖健康需求。我国计划生育服务系统提供的服务弥补了农村初级卫生保健服务的不足，与我国的妇幼保健服务系统一道在生殖健康促进方面发挥了重要的基础性作用。

一、计划生育服务系统的建立与成长

从新中国成立到1979年的三十年当中，我国政府对全民卫生保健事业给予了很大的投入，形成了覆盖全国的初级卫生保健系统，而妇幼卫生保健网络又是初级卫生保健系统的重要组成部分。这段时间的计划生育服务是由卫生系统各级医院（卫生院）、妇幼保健院、所（站）和医学科研机构实施的，主要由城乡初级卫生保健人员在防病治病的同时，提供计划生育服务。

妇幼保健服务体系是我国最早建立的公共卫生服务体系之一，是具有中国特色的、不同于医疗诊治和卫生防疫系统的独立体系，是以妇幼保健专业机构为核心，以城乡基层医疗卫生机构为基础，以大中型综合医疗机构和相关科研教学机构为技术支持，具有遍布城乡、分层负责、各有侧重、根在基层的特点，为妇女儿童提供从出生到老年覆盖全生命周期的、全方位的妇幼保健和计划生育技术服务。我国农村妇幼保健网由县、乡(镇)、村构成。县级为县妇幼保健院，负责全县的妇幼保健工作，培训基层中、初级妇幼卫生人员。乡镇卫生院的产科和妇幼保健组，是三级妇幼保健网的重要一环。乡镇卫生院是住院分娩和转诊的第一级医院，同时妇幼保健人员经常深入农村，开展各种妇幼保健工作。乡村医生、接生员是群众性妇幼保健工作的主力。他们生活在群众中，了解每家每户的情况，直接为群众服务，包括产前检查、新法接生、产后访视、新生儿保健、预防注射等。社区卫生服务机构、乡镇卫生院和村卫生室均有专、兼职妇幼保健工作人员，成为维护妇女儿童健康一支不可或缺的重要力量。

20 世纪 80 年代初，基于庞大的人口基数压力和第二次生育高峰到来，国家开始推行计划生育，并且定为基本国策。以控制人口数量为主要目标的计划生育工作日益繁重，单靠卫生系统的临床技术服务已不能够适应。加之育龄群众的生育意愿与国家政策有较大差距，需要有专门的机构和人员从事计划生育宣传教育、避孕节育手术、药具发放以及培训工作。国家决定建立专门的计划生育服务机构，即国家、省级计划生育科研所、地(市)县计划生育服务站和乡、村计划生育服务所(室)，形成了一个独立的计划生育服务网络，以确保提供综合性的避孕节育服务。这个网络与我国初级卫生保健系统中的妇幼保健网基本对应，从而组成了具有中国特色的计划生育服务系统，被服务的对象主要是进入婚育期的“婴儿潮”一代育龄人群。

隶属原国家人口计生委管理的计划生育服务系统在提供服务的实践中逐步完善，在控制人口过快增长中发挥了极其重要的作用。如果按照承担避孕节育手术的服务量来划分，我国计划生育服务在不同的地区大致可分为三种模式：一是以计划生育服务系统为主，以卫生服务系统为辅，是我国计划生育服务的主导模式；二是以卫生服务系统为主，以计划生育服务系统为辅；三是全部依托卫生服务系统。这三种模式对我国城乡育龄人群计划生育服务全覆盖，做到了对当地计划生育服务资源的合理配置和充分利用，不仅满足了育龄人口的计划生育需求，而且有力地促进了育龄人群的生殖健康，能否提供优质服务的关键在于卫生和计划生育两个服务系统间的充分协调。

显然，我国农村计划生育服务系统是原有初级卫生保健系统在计划生育方面的充分拓展，是以控制人口数量为大前提而开展的，以避孕节育的四项手术为主要内容，即放置宫内节育器、男女绝育术和人工流引产。农村已婚育龄人群采取的避孕节育方法主要是宫内节育器和绝育术，使用避孕药和避孕工具的比例很小。20 世纪 80 年代初到 90 年代初是我国计划生育工作最艰难的时期，表现在我国县、乡两级计划生育服务机构的计划生育手术服务数量巨大，基层计划生育服务人员人手短缺，尤其是临床手术的医务人员长期超负荷工作。为应对和完成如此艰巨的任务，在各级政府的大力支持下，我国基层计划生育服务机构的数量和服务人员数量实现了第一轮大发展，形成坚实的计划生育服务网底，并且实现了妇女总和生育率在较短时间内降到更替水平。显而易见，如果没有这样一个高效的计划生育服务系统，我国不可能在如此短的时间实现人口转变。但是我们也要看到在这个时期基层提供计划生育服务时还缺乏以人为本的服务理念，也没有高度重视计划生育服务质量。

二、生殖健康优质服务理念的引入与实践

20 世纪 90 年代初开始，我国妇女总和生育率下降到更替水平，基层计划生育服务开始注意提高服务的质量，拓展服务的内涵，向促进妇女和儿童健康的方向发展。与此同时，国际社会也开始强调要提高计划生育服务的质量，用以评价计划生育服务质量的“六要素”学说应运而生，并被翻译成中文介绍给我国基层的计划生育工作者。“他山之石，可以攻玉”，计划生育服务质量的“六要素”学说作为计划生育生殖健康优质服务的理论分析框架，首次被用来评价江苏太仓市计划生育服务个案，分析一个由政府推动的计划生育项目的质量问题，成功地与国际同行进行交流。1994 年开罗国际人口与发展大会之后，我国政府不但接受了国际社会的生殖健康概念，而且加快了优质服务理念的引入，并结合我国人口和计划生育工作实际迅速付诸行动，提出了计划生育管理和服务要实现工作方法和工作思路的“两个

转变”。

1995年至1996年间，原国家计划生育委员会在计划生育工作基础比较好的地区选择了11个县（市、区）进行计划生育优质服务试点，计划生育服务内涵由单一的避孕节育服务向计划生育生殖健康优质服务转变，全面提高计划生育服务质量。我们可以清楚地看到，在推广国家优质服务试点经验的过程中，我国农村计划生育服务机构全面引进优质服务理念，进入了计划生育服务机构的新一轮服务内涵大发展时期。我国农村计划生育服务系统开始启动其第一次重大转型，其主要特点是以人为本，以服务对象为中心，把计划生育服务与生殖保健服务结合起来，以求改善计划生育服务的整体质量。国家计划生育优质服务项目以避孕方法知情选择为切入点，以点带面，循序渐进，不断满足广大育龄人群的需求变化。这种需求由低层次的避孕节育向高层次的生殖保健发展，导致了计划生育服务的内涵发生相应的变化以适应育龄人群的需求。而计划生育服务供给和育龄人群的需求之间产生的阶段性互动，使得计划生育服务十分自然地与促进生殖健康结合起来。在全面推进计划生育优质服务过程中，各地计划生育实际工作者用他们的智慧创造出许多新的计划生育优质服务模式，尽管服务的内涵和实现形式表现出较大的区域差异性，但都是坚持“以人为本，以服务对象为中心”的优质服务核心价值观的宝贵结晶。这种阶段性和差异性决定了计划生育优质服务必须因地制宜，分类指导，同时也证明了提高计划生育服务质量是一个长期的实践过程。从总体上看，我国计划生育服务系统已成功实现了计划生育优质服务理念的软着陆，农村计划生育服务的模式已经向全面促进育龄人群的生殖健康方向转变。

需要指出的是，这个时期我国农村地区计划生育服务系统之所以能够有比较大的发展，除了计划生育基本国策的刚性要素和全面推进优质服务外，还有一个重要因素，就是我国在十几年的经济体制改革过程中农村初级卫生保健网受到严重的冲击和削弱，一些贫困地区的网络已基本瓦解，农村缺医少药的现象日趋严重，育龄人群最基本的生殖保健难以得到有效保障。然而，计划生育基本国策的实施，向育龄人群免费提供避孕节育服务，特别是计划生育优质服务作为促进育龄人群生殖健康最基本的一环，被大大地强化了。由国家财政支持的计划生育服务转向全面的计划生育生殖健康服务之后，恰好适应了育龄人群迫切的生殖保健需求。所以，我国的计划生育服务系统提供的服务弥补了农村初级卫生保健服务的不足，在计划生育和妇幼保健方面发挥了重要的基础性作用。尤其是计划生育服务系统提供的围绕避孕节育的生殖保健服务，已经成为我国经济不发达农村地区初级卫生保健网络的重要支撑。最突出的是原国家人口计生委启动的“生殖道感染防治工程”受到农村育龄妇女的极大欢迎。

世界各国的生殖健康服务都是由本国的初级卫生保健系统推进的，而中国从20世纪80代开始是两个独立的计划生育和妇幼保健服务系统推进，分别隶属原国家人口计生委和原国家卫生部领导。长期以来，我国在顺应国际潮流推进计划生育生殖健康优质服务的实践过程中遇到了管理体制和运行机制上的问题。农村基层计划生育服务系统与妇幼保健系统的服务理念有差距，在各自提供服务时发生摩擦和冲突，虽然在理论方面有一些讨论和探索，可是在服务和管理的实践运作层面一直没能得到很好的解决，理顺生殖健康优质服务的具体内容、覆盖人群、分工协调等还需要很长的过程。2013年国务院机构改革，卫生和人口计生两部委合并成立了国家卫生和计划生育委员会，县乡两级计划生育和妇幼保健服务机构正在重组和磨合之中，开启了我国农村生殖健康优质服务实践的新征程。

三、文献回顾

进入21世纪后，我国人口老龄化进程加快，老年人的健康问题正在引起越来越广泛的关注，学者对此开展了大量的研究。杜鹏(2013)利用第六次人口普查中的自评健康数据对中国老年人口健康状况的年龄差异、性别差异、城乡和地区差异、婚姻状况差异进行了分析研究，发现男性老年人健康状况好于女性，随着年龄的增大老年人口健康状况变差，城镇老年人健康状况好于农村老年人，各省区老年人健康状况差异很大。李彩福等(2013)着重研究了农村留守老年人的健康状况的性别差异，发现农村留守老年人的健康状况并不理想，女性留守老年人的健康问题尤其值得关注。杜本峰等(2013)通过分析证实了我国老年人健康不平等的存在及其变化趋势，不同省份老年人健康状况存在显著差异，农村女性老年人健康状况要显著差于其对应群体。

老年人的健康需求及服务的供给也是研究的重点。周绍斌等(2007)研究认为疾病风险是农村老年人最大的生活风险,农村老年人的健康服务需求没有得到合理满足,健康服务是农村老年人首要的保障需求,政府和社会应多方面采取措施,建立健全农村老年健康服务体系。胡月等(2013)对高邮市农村地区老年居民的健康现状及保健需求进行了调查分析,指出基层医疗服务机构应切实了解老年人生活与健康需求的基本情况及特点,为他们提供多形式、全方位、更有针对性满足老年人生活与健康需求的服务。峗怡等(2012)研究了新医改背景下老年群体的健康问题和面临的挑战,指出因卫生资源稀缺,老年健康服务问题需要从立法保障、资金有效管理、社区创新服务方式、疾病综合认知观等方面进行宏观政策考量。

有关研究开始聚焦中老年人口的健康状况和服务需求。温勇等(2014)依据国家卫计委中日技术合作"家庭保健项目"的相关调查数据,对中西部5省12县(市、区)中老年人的健康状况、健康服务的需求及服务的提供等进行跨年龄段分析。研究结果表明:中老年人的健康状况不佳且存在地区差异;中老年人有较高的健康需求;各级卫生和计划生育服务机构是中老年健康服务的主要提供者;健康教育、健康体检、健康咨询服务的提供和中老年人的健康状况相关。研究建议在我国健康服务资源不足的情况下,可以充分利用现有的县、乡镇计划生育服务机构,开展中老年人健康教育、健康咨询和健康体检服务,在机构改革和人口老龄化快速发展的背景下,实现计划生育服务机构的拓展转型。

关于中老年妇女生殖健康研究主要侧重在妇女病普查、诊断与治疗,研究方法多为城乡社区的已婚妇女抽样调查以及到医院就诊的方便样本调查。吕秀敏等(2009)对银川市2004～2006年9 024例已婚育龄妇女的妇女病检查结果显示:生殖道疾病患病率为44.58%,宫颈炎居首位(28.56%),依次为阴道炎(15.23%),子宫肌瘤、子宫腺肌病(4.87%),附件囊肿(2.17%),生殖道疾病高发于40～50岁人群,重点是进入围绝经期的妇女,认为宫颈炎、阴道炎对妇女健康危害较大,是重点防治的疾病,围绝经期妇女则是生殖道疾病的重点防治对象。周赞华等(2012)选取丽水地区农村40～55岁的妇女540人进行入户问卷,调查发现丽水地区农村妇女保健意识薄弱,只有17.4%妇女了解围绝经期知识,围绝经期综合征发病率高

(78.1%),指出开展农村妇女围绝经期的全科医疗卫生保健服务,加强围绝经期综合征的综合防治,有利于提高农村妇女的健康水平和生存质量。辜欣娅等(2014)在对农村老年妇女生殖健康状况及其影响因素研究中发现,缺少生殖保健知识、曾经历过较重的绝经期综合征以及没有获得相应治疗对老年期生殖健康有负面影响。为了解围绝经期和绝经后期妇女取避孕环的状况,孙立红等(2007)对 303 例围绝经期和绝经后期妇女取环病例分析的结果显示:妇女绝经 24 个月以内顺利取器率明显高于绝经 24 个月以上者;取器成功率与避孕环种类无关、与上环距离末次妊娠时间无关;妇女对绝经期取器的相关知识了解较少,应加强对绝经期取器的宣传;计划生育服务要提高绝经后近期取器率,提高手术成功率,提高绝经妇女的生殖健康水平。

我们的前期研究(2010,2013)发现:我国计划生育服务的主要对象"婴儿潮"一代庞大的人口队列开始陆续退出育龄期进入中老龄阶段,致使年轻队列相对于中老年队列的人口缩减。近些年农村 50 岁以上中老年妇女比例的增加速度很快,她们已经不属于计划生育服务的目标人群,从提供生殖健康服务的职能上讲,应该属于妇幼保健系统,可是她们的许多生殖健康问题又与早期避孕节育有关,比如使用避孕环,节育手术后遗症治疗以及生殖道感染防治问题等,仍然需要计划生育服务系统提供相应的服务。在农村,1980 年代上环的育龄妇女进入中老年后需要取环的人数大增,但是基层提供生殖健康服务的计划生育和妇幼保健两个服务系统之间缺乏制度化的协调和衔接机制,服务职能的界限模糊不清,不能及时并安全地为绝经后妇女取环,已经成为我国农村计划生育妇幼保健服务工作中非常薄弱的环节。我国农村妇女围更年期的生殖健康服务明显不足,尤其是超过 50 岁以上的中老年妇女不能得到优质的生殖健康服务。

综上所述,当前我国农村妇女生殖健康服务主要面临两方面问题:一是由于人口发展本身产生的中老年妇女的比例迅速增加导致的生殖健康服务需求发生变化;二是在卫生体制改革背景下,我国农村提供生殖健康服务的计划生育和妇幼保健系统如何更好地发挥资源共享的互补优势,为中老年妇女提供优质的生殖健康服务。至今为止国内这方面少量的研究都很局限,社区调查样本较小,主要集中在中老年妇女生殖健康状况和疾病本身,没有从人口发展的角度研究农村中老年妇女生殖健康需求变化、中国特有的生殖健康服务提供体系发挥的作用以及相互之间的互动关系，缺少对农村中老年妇女生殖健康服务需求和服务提供两个方面进行深入系统的实证性研究的第一手数据。因此，要从人口发展和卫生体制改革的视角对计划生育和妇幼保健服务系统进行全方位审视，系统回顾我国生殖健康服务的发展过程，揭示在人口老龄化过程中，当前农村中老年妇女生殖健康需求变化和服务提供明显缺位的问题。

第二部分　研究方法

本研究以我国人口和计划生育发展为基本背景，用人口学、管理学和预防医学基本研究方法，基于健康服务需求和服务供给理论，从宏观层面对我国农村生殖健康服务系统进行全方位审视，以典型调查的定性、定量第一手资料为基础进行微观分析，主要对我国农村中老年妇女生殖健康需求和提供生殖健康服务的机制进行实证研究。

本研究将从中国人口发展的客观规律和公共卫生服务均等化的角度，深入探讨在积极应对人口老龄化和卫生计生体制改革的大背景下，我国农村中老年妇女生殖健康存在的主要问题和现实需求、当前生殖健康服务系统为中老年妇女提供生殖健康服务的能力、模式和管理机制，为构建新型农村生殖健康优质服务体系提供决策参考。本研究选择典型地区，对我国农村生殖健康服务现有的不同发展模式进行实证调查，并且进行深入分析和比较研究，探索一条有中国特色的生殖健康服务可持续发展之路。因此，本研究聚焦在两方面：(1) 农村 40～64 岁中老年妇女(尤其是 50～64 岁年龄组)的结构变化、生殖健康现状、性与生殖健康需求、如何获得服务、谁提供了服务、提供了什么样的服务、服务质量如何。(2) 农村县、乡两级计划生育、妇幼保健服务系统提供生殖健康服务的能力、服务的内容、服务职能的划分、筹资方式和管理运行方式、在为中老年妇女提供服务过程中如何衔接和协调、存在哪些体制上的障碍、解决问题的管理机制等。

一、确定调研点

本研究确定县(市、区)、乡两级妇幼保健和计划生育服务机构为我国农村生殖健康服务系统的主体服务机构。根据我国东、中、西部不同经济社会发展情况选择有代表性的 7 个省(市)，每个省(市)选择一个农业县(区)，采用典型案例研究法，从微观层面对我国农村生殖健康服务已经和正在形成的不同发展模式进行实证调查。研究首先选择了：江苏省盐城市盐都区、辽宁省大连市庄河市（县级市）、江西省吉安县、海南省澄迈县、重庆市永川区、青海省平安区、贵州省丹寨县。然后在每个县（市、区）选择了具体的调研单位：县（市、区）计划生育服务站、县（市、区）妇幼保健院（所、站）、一个中心乡镇的计划生育服务站、妇保所（站）和一个一般乡镇的计划生育服务站、妇保所（站）。

二、实地调查

（一）资料收集、访谈、考察

2011年9月至2012年4月，课题组深入7个调研点，收集了各地有关妇幼保健和计划生育服务发展的文件资料，并用统一的统计表格收集了当地妇幼保健院和计划生育服务站自1990年以来各类人口和计划生育数据、妇女保健服务数据、2006年“十一五”以来有关县（市、区）、乡镇计划生育和妇女保健服务机构发展的重要文件、总结、调查报告、“十二五”规划等。以这7个调研点的县（市、区）、乡两级妇幼保健院（所）和计划生育服务站（室）为基础，对当地生殖健康服务状况进行历史回顾、现况分析和比较研究。

现场考察了7个县（市、区）级妇幼保健院、7个县（市、区）级计划生育服务站和14个乡级妇幼保健所和计划生育服务站。深入访谈了分管卫生和计划生育工作的副县长、县人口计生委主任和卫生局局长、县计划生育服务站站长和妇幼保健院院长、乡镇计划生育服务站和妇幼保健站站长、技术骨干，共约60余人。

用统一的访谈提纲在每个调研点分层、分类别召开以下专题座谈会：(1) 县（市、区）妇幼保健院服务人员座谈会；(2) 县（市、区）计生服务站服务人员座谈会；(3) 中心乡镇和村妇幼保健和计划生育服务人员座谈会；(4) 一般乡镇和村妇幼保健和计划生育服务人员座谈会；(5) 中心乡镇40～64岁中老年妇女座谈会；(6) 一般乡镇40～64岁中老年妇女座谈会。研究期间累计共召开了42个座谈会，参加座谈会人数共约350余人。

（二）问卷调查

为了解农村中老年妇女生殖健康状况和服务需求，我们进行了问卷调查。调查对象是1946年9月30日至1971年10月1日出生的40～64周岁的中老年农村妇女。我们设计了45道问题，主要涉及基本情况、生育与节育、性与生殖保健、服务需求四个方面。2011年8月在江苏省盐城市盐都区进行问卷预调查，听取当地妇幼计生服务人员和中老年妇女的意见，对问卷进行了必要的修改和补充。

样本确定与抽样方法：问卷调查样本确定为每个县（市、区）500个样本，共计3 500个样本。采取整群随机抽样方法在每个县（市、区）确定的中心乡镇和一般乡镇中各选择2个行政村，调查这4个行政村的全部40～64周岁中老年妇女，满足500个样本（每个乡镇250个样本）。如果每个乡镇2个村不能满足250个样本，可以选择第3个村，直至满足250个样本。

调查员培训：在每个调查县（市、区）的两个乡镇各挑选8名妇女调查员，共16名调查员，由课题组老师在当地县（市、区）集中进行培训，问卷调查在被选中的行政村进行，由调查员面访调查。

统计方法：7个县（市、区）共调查3 500名中老年妇女，回收问卷3 500份，经审核剔除废卷，共获得3 463份有效问卷。用SPSS统计分析软件建立数据库，进行统计学分析。

（三）拟解决重点和难点问题

（1）人口老龄化背景下，农村中老年妇女生殖健康现况与需求变化；

（2）农村计划生育和妇幼保健服务系统在大公共卫生服务体系中的定位；

（3）生殖健康服务大框架中，农村计划生育与妇幼保健服务的互动模式；

（4）农村计划生育服务系统对中老年妇女生殖健康促进的贡献；

（5）农村生殖健康服务模式的多样性和可行性；

（6）农村中老年妇女生殖健康服务管理体制和服务机制创新。

第三部分　研究结果与分析

一、七县(市、区)调研点文献研究结果与分析

(一) 生殖保健服务发展基本情况

我国农村县(市、区)级计划生育服务站是计划生育服务网络的龙头,1980年计划生育作为基本国策在全国实行以后,长期承担农村育龄人群避孕节育四项手术繁重任务,对我国完成人口转变做出了重大贡献。1984年计划生育政策调整,我国农村绝大多数第一孩生育女孩的家庭可以间隔3~4年生育第二个孩子,汉族无论什么情况不可以生三孩。为了有效地实行这个政策,计划生育技术服务就演变成"一孩上环,两孩结扎"的服务模式,在国家严格的计划生育政策和群众希望多生孩子的生育意愿之间找到了一个有效的技术手段。因此在1980年代后期和1990年代初期,我国县(市、区)、乡两级计划生育服务站计划生育绝育手术服务量巨大,也促进了农村计划生育服务网络的建设和发展。

随着我国人口转变的完成和计划生育优质服务的推进,尤其是近年来随着计划生育/生殖健康/家庭保健理念的普及和扩展,县(市、区)、乡两级计划生育服务内容、服务量和服务模式都发生了变化,直接影响了服务站的生存和发展。为此,我们重点调查了7个县(市、区)计划生育服务站自1990年以来开展计划生育四项手术和生殖保健服务的变化情况,分别动态观察和分析其产生的影响,以验证我国农村计划生育服务转型的整体变化和发展趋势。

1. 江苏盐城盐都区计划生育服务站生殖保健服务量变化情况

表3-1和图3-1都显示了盐都区计划生育服务站生殖保健服务量的变化情况。1990年结扎手术为142例,1995年开始迅速下降,到2003年基本结束了做结扎手术的历史。与之相对应的是放、取环例数的逐年增加,从

1990 年的 214 例快速增加到 1998 年的 1 036 例，之后略有下降，2003 年开始又呈现逐年增加的趋势，2008 年为 964 例的高水平。人工流引产在 1992 年为最高峰 1 804 例，是当地计划生育工作上水平的攻坚阶段，之后进入一个比较稳定的状态。

表 3-1 江苏盐城盐都区计生指导站生殖保健服务量(人例数)

年份	结扎	放取环	人流引产	拓展服务
1990	142	214	308	9 758
1991	144	266	398	13 300
1992	121	331	1 804	14 021
1993	109	354	539	17 025
1994	100	431	618	15 929
1995	91	515	656	19 296
1996	57	566	735	19 385
1997	54	682	816	20 316
1998	19	1 036	872	21 183
1999	12	999	883	23 278
2000	11	1 025	848	23 763
2001	11	770	654	27 998
2002	2	770	554	26 126
2003	2	718	414	28 492
2004	0	768	449	29 237
2005	0	777	485	30 648
2006	0	831	625	33 266
2007	0	816	597	33 063
2008	0	964	616	33 301
2009	0	863	315	…
2010	0	952	284	…

注：…表示数据暂未调查到。

表中显示盐都拓展服务起步比较早，20 世纪 90 年代一度被推向市场，所以拓展服务比较早，也比较彻底。尤其是 1995 年列为国家计划生育优质服务试点县(市、区)以后，主要转向加大妇女生殖道感染防治业务并且不断拓展，目前服务内容包括生殖道感染查治、宫颈癌筛查、乳腺筛查、男性生殖健康、不孕不育治疗等。1997 年开始，拓展服务量突破 20 000 例，并且每年持续稳定地增加，2008 年已达 33 301 例。生殖保健服务已经成为盐都区计划生育服务站的主要服务内容和可持续发展的主要支撑。

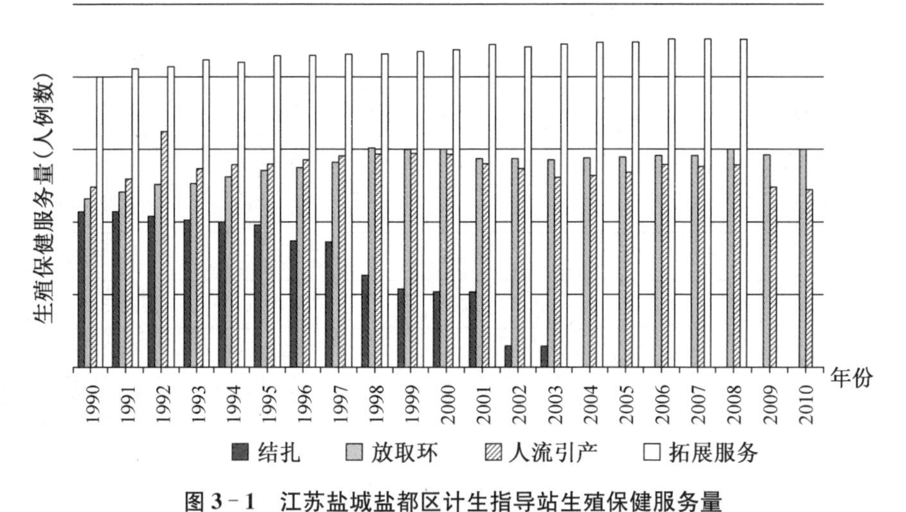

图 3－1　江苏盐城盐都区计生指导站生殖保健服务量

2. 辽宁大连庄河市计划生育服务站生殖保健服务量变化情况

表 3－2 和图 3－2 显示了大连庄河市计划生育服务站生殖保健服务量的变化趋势。从 1990 年到 1994 年，结扎数量由 283 例降到 0，从此结束了服务站做大量绝育术的历史。上环的数量也由 3 135 例下降到 1 198 例，人工流引产的例数基本稳定并呈逐渐下降趋势。1995 年开始，上环的数量开始稳步上升，2003 年以来放取环的人数急剧增加，主要原因是 20 世纪 80 年代实行计划生育上环的一代妇女进入更年期，绝经后取环的工作量加大。人工流引产的数量略有上升后开始下降，2008 年以前，基本稳定在每年 1 500 例左右，2008 年以后人工流产数量迅速减少，可能与当地人口结构变动、生育观念变化和避孕措施普及率提高有关。

从表中可以明显看出，当地拓展服务从 1996 年开始起步，2002 年的服务量最大为3 068例，之后有所下降，2008年为900例，已经成为服务站常规工作的重要组成部分。庄河市开展拓展服务的主要内容是生殖道感染防治，从2003年开始开设了不孕不育门诊和优生检测服务，不断提高不孕症诊疗和优生检测水平，在当地已经形成了优质的品牌效应。

表3-2　大连庄河市计生指导站生殖保健服务量(人例数)

年份	结扎	放取环	人流引产	拓展服务
1990	283	3 135	1 222	0
1991	23	4 138	1 815	0
1992	24	4 086	1 967	0
1993	4	1 816	1 304	0
1994	0	1 198	1 237	0
1995	0	1 283	2 108	0
1996	1	1 443	2 240	20
1997	0	1 289	2 049	16
1998	0	1 413	1 586	23
1999	0	1 440	1 665	1 049
2000	0	1 021	1 857	1 238
2001	0	1 268	1 370	1 267
2002	0	1 012	1 175	3 068
2003	0	2 701	1 274	1 446
2004	0	1 877	1 215	2 626
2005	0	2 328	1 243	1 687
2006	0	3 028	1 303	1 011
2007	0	4 435	1 290	956
2008	0	3 361	1 030	900
2009	0	4 055	942	47
2010	0	5 093	781	32

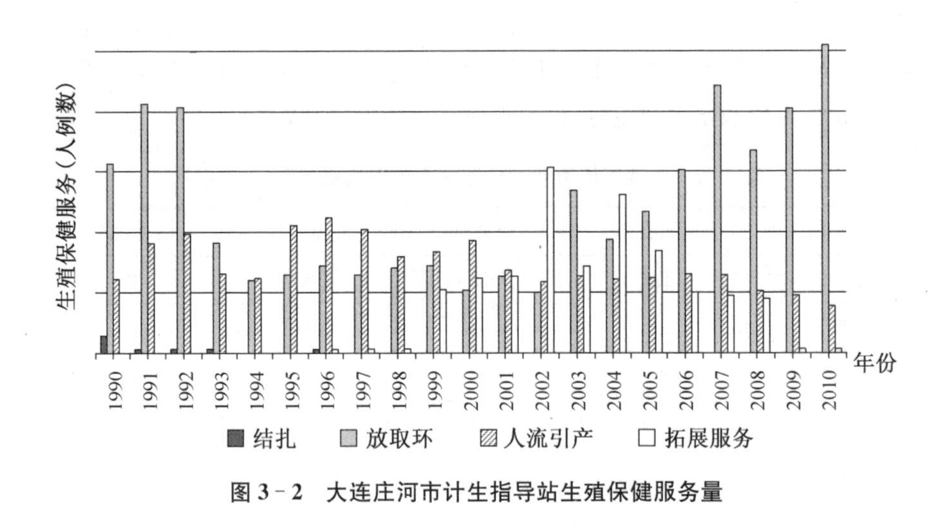

图 3-2　大连庄河市计生指导站生殖保健服务量

3. 江西吉安县计划生育服务站生殖保健服务量变化情况

表 3-3 和图 3-3 是吉安县计划生育服务站生殖保健服务量变化的情况。1990 年结扎手术为 5 150 例,以后逐年快速下降,2003 年到达最低点为 595 例,只有 1990 年的 11.6%,之后有所回升,2006 年为 1 026 例,也只有 1990 年的五分之一左右。2005 年以后,该地结扎数量又有回升,2009 年的结扎数量甚至超过了 1990 年,说明当地的计划生育管理工作有所波动和变化,也可能和当地的人口结构变动有关。放取环数 1990 年为 5 939 例,到 2000 年之间一直稳定地维持在 5 000 例以上的水平。2001 年开始快速下降到 3 517 例,之后稳定下降至 2008 年的 2 610 例的最低水平。2009 年放取环数量突然增加到 4 757 例,之后又下降到 3 198 例。人工流引产 1990 年最高为 2 185 例,之后稳定下降,1994 年开始低于每年 1 000 例并稳定下降到 2005 年的 157 例,次年大幅回升到 980 例,之后继续下降到 2010 年的 66 例的最低点。

由于计划生育手术量的急剧下降,服务站的发展面临挑战。吉安县拓展服务从 2001 年开始,主要开展了生殖道感染防治工程。从 2001 年的 1 052 例上升到 2005 年的 3 265 例。2006 年吉安县列入国家人口计生委"加强中国中西部生殖健康/家庭保健服务能力建设"项目点,在吉安县计划生育技术服务站的基础上，成立吉安县家庭保健服务中心，一套人马两块牌子。在继续开展计划生育技术服务的基础上，开展母婴保健/青春期保健/中老年保健的健康教育/健康咨询/健康检测服务，拓展服务量迅速上升到11 010例，2008年为20 806例，拓展服务已经成为主体工作内容。健康检查项目从2007年初简单的体格检查，发展到目前的三大常规、乳腺、骨密度

表3-3 江西吉安县计生指导站生殖保健服务量(人例数)

年份	结扎	放取环	人流引产	拓展服务
1990	5 150	5 939	2 185	0
1991	3 630	5 681	2 019	0
1992	2 054	5 677	1 850	0
1993	1 450	4 797	1 234	0
1994	1 706	3 728	846	0
1995	1 735	5 130	799	0
1996	1 693	5 089	952	0
1997	1 200	5 848	791	0
1998	880	5 948	610	0
1999	609	5 250	616	0
2000	653	5 134	580	0
2001	664	3 517	341	1 052
2002	615	3 374	326	2 109
2003	595	3 045	285	2 385
2004	804	2 820	198	2 963
2005	1 000	2 614	157	3 265
2006	1 026	3 522	980	11 010
2007	992	2 818	670	25 179
2008	1 340	2 610	560	20 806
2009	5 865	4 757	189	…
2010	3 416	3 198	66	…

注：…表示数据暂未调查到。

检查等。鉴于服务站在中西部项目中的服务能力大大提高,当地政府已经决定把重大公共卫生项目中的妇女乳腺癌筛查和宫颈癌筛查的任务交给服务站/家保中心,从服务职能和财政投入体制上保证了服务站的可持续发展。

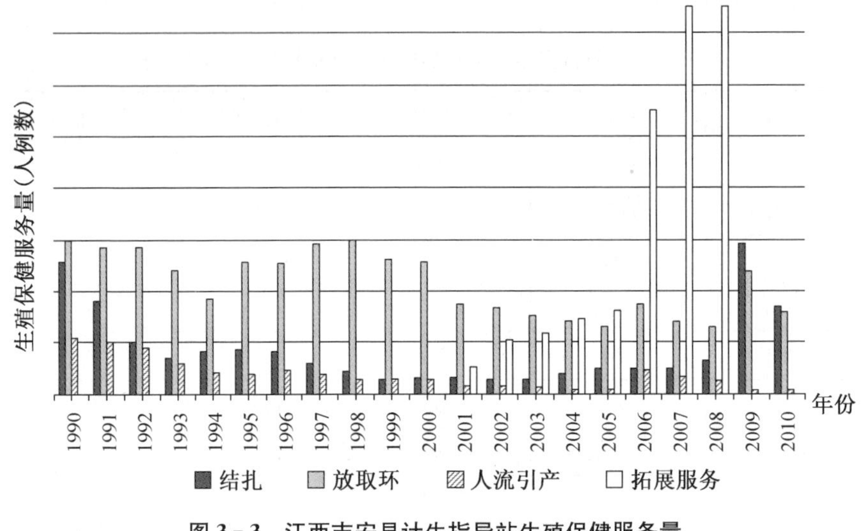

图 3-3　江西吉安县计生指导站生殖保健服务量

4. 重庆永川区计划生育服务站生殖保健服务量变化情况

表 3-4 和图 3-4 是永川区计划生育服务站生殖保健服务量变化的情况。1990 年是当地结扎手术量最高的年份,为 507 例,以后逐年下降,2002 年以后快速下降,2008 年仅为 18 例,以后连续两年无 1 例结扎手术。1984 年全国计划生育政策调整时,重庆属四川省管理,当时没有调整农村的生育政策,依然维持农村一孩政策。所以永川的放取环服务量非常大,1990 年为 4 693 例,次年到达最高点以后开始下降,2004 年下降至 1 320 例。2005 年以后,该地的放取环数量开始增加,但始终维持在 1 900 例左右。2009 年突然上涨至 7 399 例,2010 年为 8 529 例,说明当地人口变动在此时期比较剧烈。人工流引产也显示相同的情况,1990 年最高为 5 863 例,之后开始下降到 2002 年的最低点 1 370 例后开始回升,2006 年以后连续 3 年都超过 3 000 例左右。但是从 2009 年开始,人工流产数量又明显减少,2009 年为 1 500 例,2010 年为 659 例,说明当地近几年人工流产数量并不稳定。

表3-4　重庆永川区计生指导站生殖保健服务量(人例数)

年份	结扎	放取环	人流引产	拓展服务
1990	507	4 693	5 863	303
1991	464	5 050	5 569	261
1992	319	4 792	5 774	371
1993	362	5 026	4 678	236
1994	296	4 395	4 602	308
1995	295	2 968	3 602	284
1996	250	2 479	2 775	251
1997	231	2 354	2 320	333
1998	230	2 204	2 194	378
1999	188	2 098	2 160	404
2000	126	1 423	1 846	494
2001	74	1 305	1 435	592
2002	114	1 410	1 370	759
2003	40	1 321	1 497	704
2004	16	1 320	1 793	1 021
2005	13	1 966	2 338	1 517
2006	6	1 837	3 186	1 890
2007	5	1 966	3 645	2 333
2008	18	1 802	3 316	2 560
2009	0	7 399	1 500	…
2010	0	8 529	659	…

注：…表示数据暂未调查到。

永川拓展服务的动因也是在1990年代初期被推向市场，比较早地参与了医疗市场的竞争。表中可以看出1990至2000年间拓展服务的量比较稳定。2001年以后他们没有受到有关规定的制约退出市场，而是严格按照妇产科医疗规范，获得了执医资质，除完成全区的计划生育技术服务外，继续开展妇科、产科、不孕不育、生殖健康和家庭保健的技术服务。服务量持续上升，2008年达到2 560例。

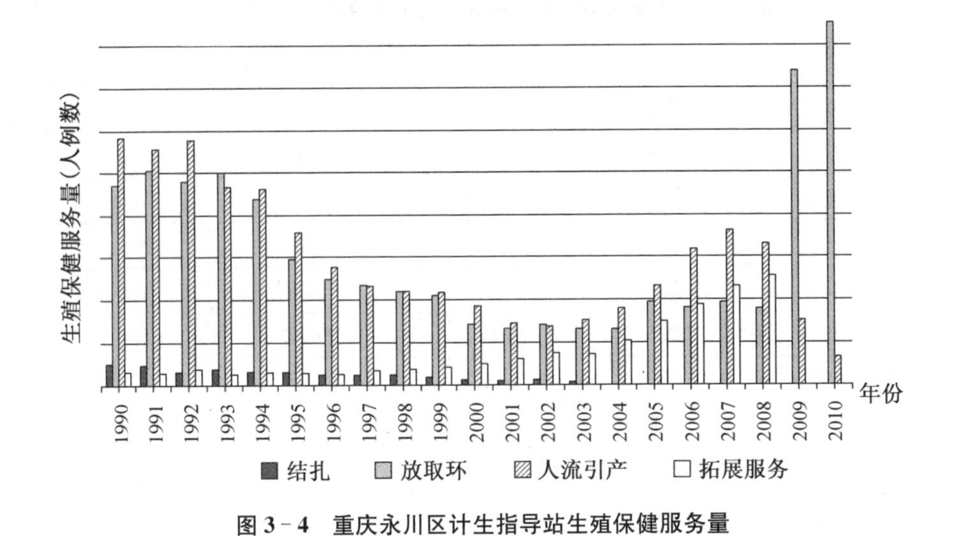

图 3-4　重庆永川区计生指导站生殖保健服务量

5. 贵州丹寨县计划生育妇幼保健服务中心生殖保健服务量变化情况

2003 年 11 月之前，丹寨县计划生育服务站独立运行，实施计划生育手术职能。2003 年 11 月将妇幼保健机构的人员、职责整合到计划生育系统，建立了新的县(市、区)、乡、村三级计划生育妇幼保健服务体系，实行优质互补、资源共享，打造了计划生育优质服务工作的平台，同时实施计划生育和妇幼保健服务职能，行政领导直属人口计生委，同时接受卫生局妇幼保健业务领导和监督。

表 3-5 和图 3-5 是丹寨县计划生育妇幼保健生殖保健服务量变化情况。结扎手术自 1990 至 2004 年一直平稳的保持在 250 例左右的水平。2005 年起明显上升，2008 年达到 543 例，2010 年达到 1 052 例，这与当地依然实行两孩结扎的服务政策有关，也与近年来实行严格的生育控制政策有关。放取环的数量也呈逐年上升的趋势，1990 年为 225 例，1999 年为 425 例，2008 年上升到 553 例，2010 年为 879 例。人流引产 1990 年为 141 例，之后逐年缓慢上升，2001 年为 208 例，2008 年上升到 323 例。之后，人工流产数量迅速下降，2009 年为 26 例，2010 年为 0 例，这与当地近年来的生育控制有密切关系。综合比较，该地与其他调查点不同，当地计划生育工作仍然在爬坡和巩固阶段，计划生育手术服务量比较饱满。

表 3-5　贵州丹寨县计生指导站技术服务量(人例数)

年份	结扎	放取环	人流引产	拓展服务
1990	282	225	141	0
1991	232	246	185	0
1992	257	240	198	0
1993	241	279	168	0
1994	261	277	192	0
1995	260	331	276	0
1996	258	365	198	0
1997	265	423	215	0
1998	229	380	171	0
1999	253	425	167	0
2000	248	389	155	0
2001	232	377	208	0
2002	217	434	228	0
2003	215	523	193	0
2004	284	551	217	282
2005	335	577	298	456
2006	391	468	296	783
2007	454	488	223	830
2008	543	553	323	934
2009	982	1 336	26	…
2010	1 052	879	0	…

注:…表示数据暂未调查到。

2003 年妇幼保健并入后,县站拥有 B 超、阴道镜、乳腺诊仪、化验设备、精子分析仪、酶标仪等设备,设有计划生育科、妇产科、内科、外科、儿科、检验科、放射科等科室。拓展服务内容包括妇产科和部分外科业务,服务站纳入了新农合和职工医保,解决了可持续发展的投入问题,因此拓展服务量持续上升,2004 年为 282 例,2008 年快速上升到 934 例。

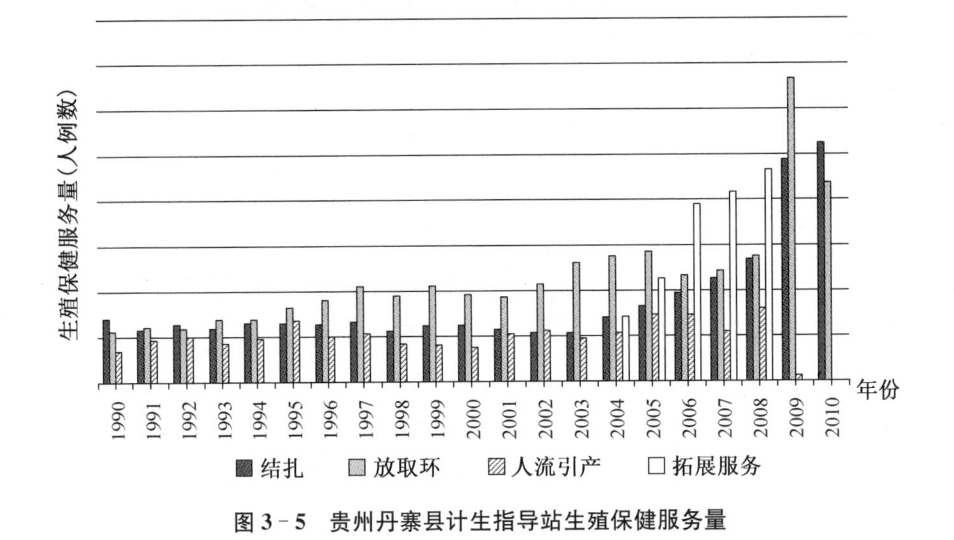

图 3-5 贵州丹寨县计生指导站生殖保健服务量

6. 青海平安区计划生育服务站生殖保健服务量变化情况

表 3-6 和图 3-6 是平安区计划生育服务站生殖保健服务量变化情况。1991 年结扎手术量为 3 032 例,之后迅速下降,并且平稳地保持在较低水平,2008 年只有 202 例,2010 年下降至 44 例。1990 年放取环为 1 030 例,1991 至 1993 年出现低谷,可能与同时期结扎手术量猛增有关。1994 开始又有恢复到每年 1 000 例以上,1997 年为最高 1 606 例,之后略有下降并保持平稳,2008 年为 1 015 例。2009 年放取环数量开始增加,2010 年时为 1 482 例,达到历史最高水平,说明避孕节育知情选择在当地的发展在此时期取得了很好的效果。1990 年人流引产为 119 例,之后开始上升保持较高水平至 1998 年,其中 1994 年最高为 865 例。1999 年开始逐年稳步下降,2008 年仅有 149 例,2010 年为 166 例。

平安区计划生育服务站坚持提供高质量的避孕节育四项手术服务,没有开展其他任何拓展服务。从表中可以明显看到 1991 年总服务量为 3 833 例,之后服务量持续下降,到 2008 年总服务量只有 1 366 例,仅为 1991 年的 35.6%。虽然平安区服务站坚持按照国家的要求发挥服务站的八大服务功能,但是作为最基本的技术服务量持续萎缩,服务站的可持续发展遇到严峻的挑战。

表 3-6 青海平安区计生指导站技术服务量(人例数)

年份	结扎	放取环	人流引产	拓展服务
1990	1 652	1 030	119	0
1991	3 032	263	538	0
1992	1 336	515	446	0
1993	700	372	686	0
1994	183	1 046	865	0
1995	505	1 305	408	0
1996	410	1 431	677	0
1997	403	1 606	556	0
1998	326	1 230	604	0
1999	269	1 198	300	0
2000	298	1 007	193	0
2001	416	1 144	305	0
2002	372	1 302	253	0
2003	326	1 255	212	0
2004	292	1 223	192	0
2005	217	1 012	178	0
2006	239	1 139	162	0
2007	190	1 118	154	0
2008	202	1 015	149	0
2009	137	1 477	141	1 700
2010	44	1 482	166	2 108

2008 年,平安区提出争创国家优质服务县的目标,全方位推进优质服务,深入开展“出生缺陷干预、生殖道感染防治和避孕节育知情选择”三大工程。同年,平安区成为国家人口计生委“加强中国中西部生殖健康/家庭保健服务能力建设”项目的拓展县(市、区),2009 年青海省又将平安区列为“康福家计划”的试点县(市、区)。区服务站获得专项经费,开始为育龄群众

提供免费的生殖道感染检查服务，服务内容在进一步拓展之中，生殖保健服务量也有了明显变化。2009 年拓展服务 1 700 例，2010 年为 2 108 例。

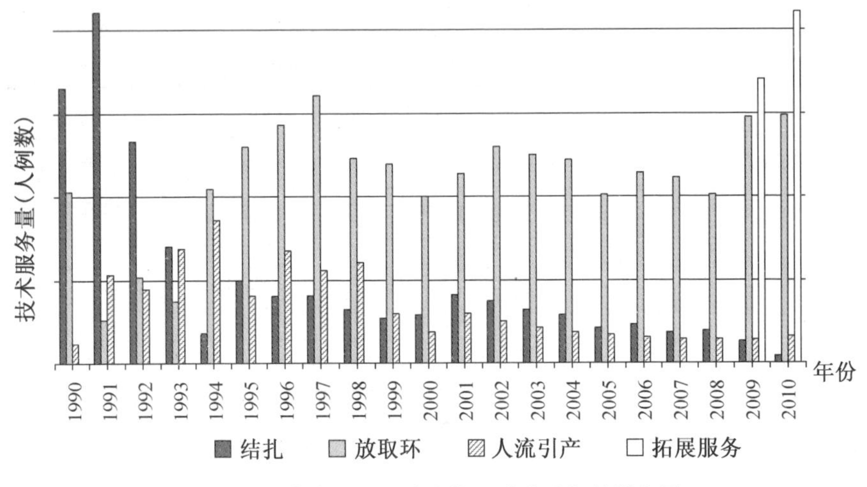

图 3-6　青海平安区计生指导站生殖保健服务量

7. 海南澄迈县计生指导站生殖保健服务量变化情况

表 3-7 和图 3-7 显示了海南澄迈县计生指导站从 2000 年到 2010 年的生殖保健服务的变化情况。可以看出，澄迈县这 11 年来的结扎手术量呈现下降趋势，虽然年度间略有起伏，但是总体上保持了下降状态，2010 年结扎量为 994 例。与此相反，放取环的数量呈现了明显的增长趋势。2000 年时，放取环数量为 643 例，之后基本稳定增长，至 2010 年放取环数量达到 3701 例，说明当地的避孕节育知情选择服务在不断取得进步，长效避孕方法的使用率在逐年提高。人流引产数量非常少，除 2007 年为 58 例，2009 年为 54 例外，各年度均保持在 50 例以下。说明该县计生指导站的业务工作主要集中在结扎和放取环等常规服务内容上，而且近年来工作量还在持续下降和减少。

2006 年，澄迈县成为"加强中国中西部地区生殖健康家庭保健服务能力建设项目"县(市、区)，澄迈县计划生育技术服务站也挂牌"澄迈县家庭保健中心"，并且分别针对青少年、妇女儿童及中老年人开展了青春期教育、母婴保健、中老年保健服务。目前该站为全县育龄群众提供计划生育技术服务，包括妇科常见病的诊断和治疗、妇科小手术、乳腺疾病诊治，各种常规化验和放射诊断等。因此,该站生殖保健服务量从 2006 开始不断增长,2006 年为 15 134 例,2010 年增加到 21 746 例。

表 3-7 海南澄迈县计生指导站生殖保健服务量(人例数)

年份	结扎	放取环	人流引产	拓展服务
2000	2 998	643	35	0
2001	2 508	724	45	0
2002	2 503	882	39	0
2003	3 083	1 221	43	0
2004	2 119	803	46	0
2005	2 518	793	48	0
2006	2 385	860	42	15 134
2007	2 246	1 030	58	20 637
2008	2 237	1 718	49	25 184
2009	1 844	2 867	54	26 358
2010	994	3 701	42	21 746

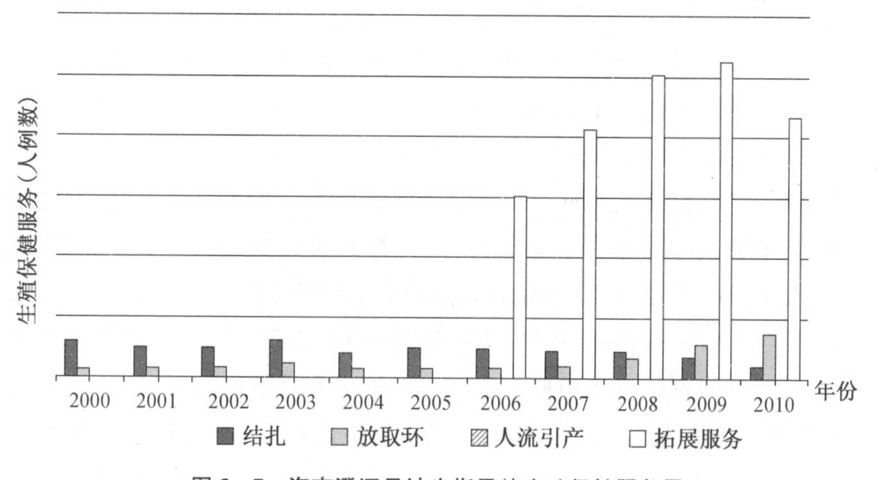

图 3-7 海南澄迈县计生指导站生殖保健服务量

(二) 已婚育龄妇女、综合节育率变化趋势

1. 已婚育龄妇女人数

计划生育的目标人群主要是已婚育龄妇女，这个群体数量的变化将极大地影响计划生育服务机构的服务量和生存发展。提高综合节育率是计划生育服务的主要工作，也是计划生育目标管理和考核的重要内容。本次调研考察了各调查县(市、区)的这两项指标。

表 3－8 和图 3－8 是本次调查获得的 7 个调查点近 20 年来已婚育龄妇女的变化情况。由于调研点位于我国东、中、西部，从 20 世纪 80 年代初期起我国农村实行的计划生育政策有所不同，人口发展和计划生育管理水平呈现比较大的区域差异。

表 3－8 显示，东部地区的江苏盐都从 1990 年到 1994 年已婚育龄妇女人数在增加，从 1995 年开始逐年减少；大连庄河的已婚育龄妇女也是从 1990 年增加到 1996 年，从 1997 年开始逐年下降。2000 年时，江苏盐都和大连庄河分别有已婚育龄妇女 190 886 人和 189 846 人，之后逐年下降，到 2010 年底分别下降到 150 316 人、145 278 人，下降的幅度分别为 21.3%、23.5%。表 3－8 同时显示了中西部地区 5 个点的发展情况。江西吉安的已婚育龄妇女数从 1990 年开始逐年上升至 2000 年的最高点，为 111 346 人，之后从 2001 年开始虽然有小幅回升，但是始终保持在 9 万人以下，直到 2010 年达到 95 477 人，但是与 2000 年相比仍然下降了 14.3%。其余 4 个点总体上呈逐年增长的态势，其中 2 个民族地区的计划生育政策相对宽松一些，增长的幅度更大一些。贵州丹寨实行 2 孩计划生育政策，1990 年的人数为 26 532 人，之后一直呈增长态势，到 2008 年为 33 430 人，增长幅度为 26.0%，但是从 2009 年开始有剧烈的下降趋势出现，2010 为 23 248 人。青海的平安从 1990 年的 19 436 人增长到 2010 年的 26 819 人，增长幅度为 38.0%，情况与贵州丹寨相似。重庆永川的生育政策比较严，1980 年以后农村汉族一直是 1 孩生育政策，但是仍然有相当多的计划外生育，已婚育龄妇女人数仍然呈逐年缓慢增长趋势，1990 年为 173 682 人，到 2008 年为 199 385 人，增长幅度为 14.8%，但是从 2009 年开始又有所回落。海南澄迈虽然只收集到了 2000 年到 2010 年的数据，但是仍可看出当地已婚育龄妇女人数也在缓慢增加，2000 年为 79 787 人，2010 年为 84 694 人，增加了 6.2%。

表 3-8　1990～2010 年 7 县(市、区)已婚育龄妇女数

年份	江苏盐都	大连庄河	江西吉安	重庆永川	贵州丹寨	青海平安	海南澄迈
1990	239 181	178 464	84 016	173 682	26 532	19 436	…
1991	241 215	184 185	85 821	173 692	26 852	19 605	…
1992	243 618	193 688	87 076	173 692	26 040	19 987	…
1993	245 913	193 995	92 340	173 694	26 217	20 505	…
1994	248 959	197 850	94 355	173 695	27 256	21 645	…
1995	223 420	200 069	97 144	174 160	27 913	22 333	…
1996	187 180	201 414	99 789	174 163	28 475	22 507	…
1997	188 328	200 595	102 004	176 165	28 645	22 875	…
1998	187 444	196 900	103 543	178 166	29 542	23 448	…
1999	189 529	195 065	108 861	180 165	29 003	24 171	…
2000	190 886	189 846	111 346	182 167	29 574	24 984	79 787
2001	188 065	187 416	86 826	184 168	30 177	23 849	79 625
2002	187 565	181 246	88 638	186 170	29 916	25 971	80 098
2003	185 493	179 761	85 406	188 170	29 884	26 414	77 194
2004	152 022	175 298	86 439	190 171	29 965	26 074	80 479
2005	149 813	173 144	86 051	192 177	29 609	25 871	79 999
2006	148 142	147 713	86 501	194 100	31 316	25 743	80 436
2007	155 675	166 759	87 121	195 692	31 576	25 795	81 088
2008	157 312	162 677	87 632	199 385	33 430	25 929	82 162
2009	157 046	148 996	88 367	169 667	22 687	26 816	83 072
2010	150 316	145 278	95 477	169 887	23 248	26 819	84 694

注：…表示数据暂未调查到。

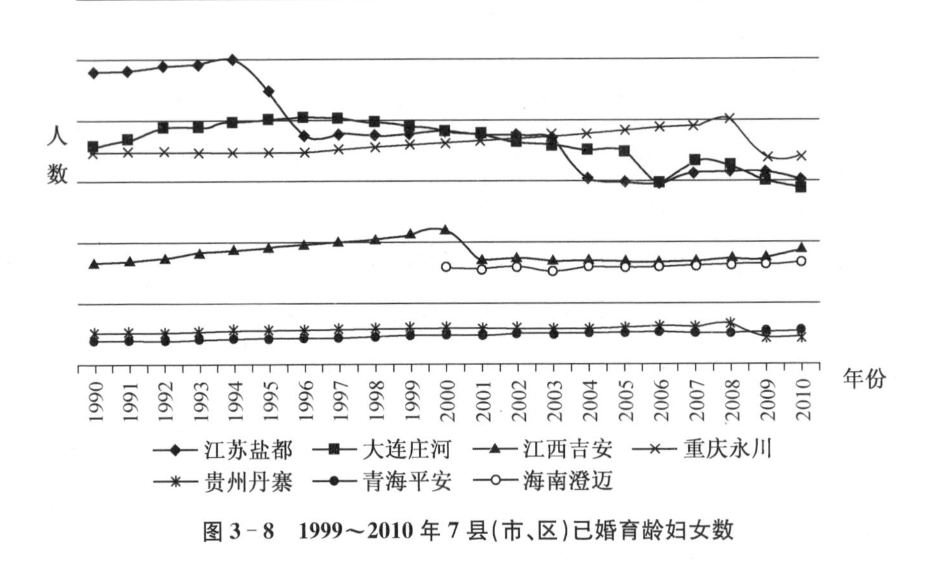

图 3-8　1999～2010 年 7 县(市、区)已婚育龄妇女数

所以,在已婚育龄妇女不断增长的少数民族地区以及其他偏远不发达地区,避孕节育的服务量仍然是当地计划生育服务站的主要任务。服务数量在增长,主要服务内容是进行避孕方法的结构优化,所以这些地区的服务转型压力就不大。而在长期实行计划生育 1 孩或 1.5 孩的东部沿海地区和中西部计划生育工作先进地区,已婚育龄妇女的持续大幅度的下降,知情选择的有效推进,使得计划生育服务量逐年减少,生存和发展的压力不断增加,从而成为计划生育服务机构服务转型的重要内在驱动力。

2. 综合节育率情况

综合节育率是评价人口和计划生育工作的重要指标,也是本次调研高度关注的内容。本次调研点选择的是人口和计划生育工作基础比较好的地区,表 3-9 和图 3-9 是 7 个调研点自 1990 年起当地育龄妇女综合节育率的分布情况。

从表 3-9 和图 3-9 可以看出,1990 年除了江苏盐都的综合节育率较低,为 52%以外,其他 5 个点(海南澄迈数据暂未调查到)的综合节育率都已超过 80%,之后各调查点的综合节育率水平逐年稳步提高,到 2000 年已经全部接近和超过 90%,之后几乎一直稳定在这个高水平附近。例如:2005 年分别为 92.7%(盐都),90.93%(庄河),91.26%(吉安),99.14%(永川)，90.22%(丹寨)，86.37%(平安)，86.04%(澄迈)。其中重庆永川的综合节育率20年来基本一直保持在97%以上，2009年以来由于实施管理与评估改革，数据开始回落。青海平安的综合节育率从2000年以后，一直维持在85%以上。从现有数据来看，海南澄迈的综合节育率在2000年时为82.00%，2010年为80.58%，说明该地区的综合节育率变动也比较小，一直保持在80%以上。

表3-9　1990～2010年7县(市、区)综合节育率/%

年份	江苏盐都	大连庄河	江西吉安	重庆永川	贵州丹寨	青海平安	海南澄迈
1990	52.00	92.62	91.18	97.72	81.56	83.10	…
1991	82.00	92.08	92.24	97.70	82.61	79.90	…
1992	87.00	90.32	92.28	97.62	85.35	79.90	…
1993	88.00	89.35	91.57	97.87	90.18	81.90	…
1994	89.00	90.30	91.88	97.58	91.17	82.60	…
1995	93.00	92.58	91.93	99.14	90.50	84.00	…
1996	93.00	92.78	92.18	99.09	89.30	87.16	…
1997	93.30	93.25	92.37	99.17	83.41	91.75	…
1998	91.90	94.04	92.54	99.43	87.64	90.67	…
1999	91.00	94.13	92.32	99.37	86.87	84.46	…
2000	91.45	93.66	92.30	99.25	86.96	89.26	82.00
2001	91.90	93.39	92.48	99.19	87.51	87.62	83.33
2002	91.90	92.88	91.27	99.07	90.37	86.33	83.04
2003	92.20	93.43	90.58	99.09	91.41	87.35	86.28
2004	92.20	91.75	90.03	99.13	91.84	86.85	86.30
2005	92.70	90.93	91.26	99.14	90.22	86.37	86.04
2006	92.50	87.90	91.81	99.12	89.69	87.27	84.95
2007	92.80	86.34	92.45	98.94	90.20	87.30	80.97
2008	93.00	86.33	93.31	98.07	90.89	88.25	81.82
2009	92.97	84.36	93.93	80.71	90.36	88.36	82.25
2010	91.93	84.13	94.19	83.43	89.22	88.43	80.58

注：…表示数据暂未调查到。

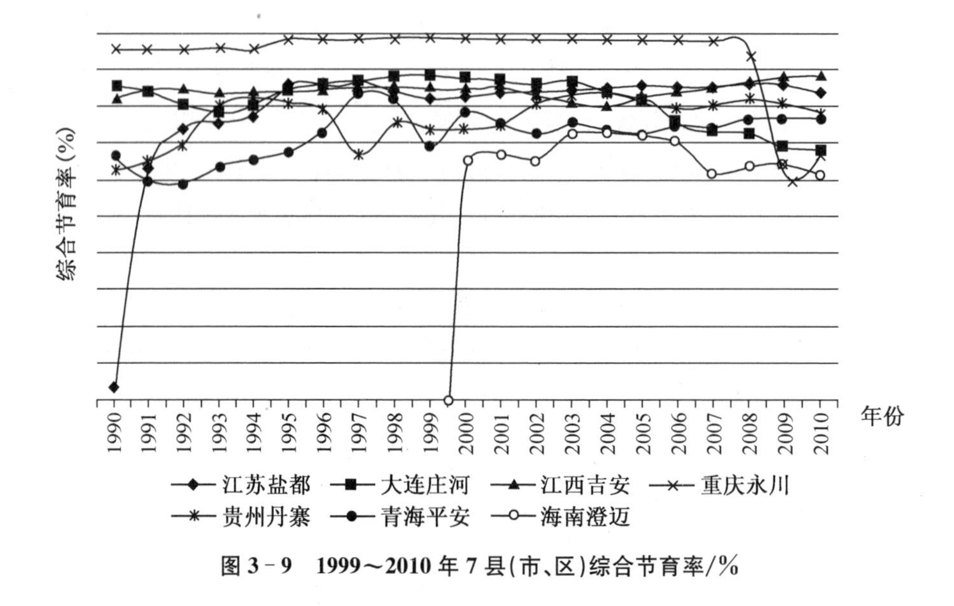

图 3-9 1999～2010 年 7 县(市、区)综合节育率/%

(三) 已婚育龄妇女避孕方法构成变化趋势

避孕方法的构成既反映了当地人口和计划生育管理水平,也反映了计划生育技术服务的质量和发展方向,是用以评价计划生育服务提供和需求以及当地计划生育服务政策变化和服务转型发展的重要指标。我们收集了7个调研点1990年至2010年分年度避孕方法构成情况。

表3-10和图3-10显示的是1990、1995、2000、2005、2010五个不同年份的避孕方法构成情况。我国农村计划生育技术服务正在从早期的"一孩上环,两孩结扎"向"优质服务,知情选择"的现代化模式转变。1990年的数据(海南澄迈该年度数据暂未调查到)显示,各地妇女结扎术的比例都相当高,最高的是江西吉安(51.1%),最低的是重庆永川(7.04%),主要是因为前者实行比较严格的计划生育政策,采取了以妇女结扎为主的避孕方法;而后者实行的是1孩政策,结扎手术的比例非常小,以上环为主。其余各点的结扎比例在30%～50%之间。从目前得到的数据来看,海南澄迈在2000年的妇女结扎比例为91.67%,说明海南省也采取了以妇女结扎为主的避孕方法。从这五个年份的发展情况看,妇女结扎手术在避孕方法结构中发展的趋势各有不同:盐都、庄河、永川三地呈现稳定下降的趋势,妇女结扎比例越来越小,到2010年分别为11.75%、0.83%、4.42%;平安和澄迈两地

都是从2000年以后开始明显下降，2010年妇女结扎比例分别为41.44%、75.93%。在吉安和丹寨却以2000年为分水岭，吉安妇女结扎比例先降后升，丹寨先升后降，到2010年分别为55.05%和52.12%，两地妇女结扎均占采用避孕方法的一半左右，而且均超过了1990年水平。各地男性结扎术的比例相对不大，最高的是贵州丹寨，1990年为28.43%，到2010年下降到18.06%。

1990年以来，上环的比例除江西吉安先升后降以外，其余各地都呈现上升趋势，占整个避孕方法构成的比例逐年增加。到2010年，按照所占比例由高到低排位分别为永川(89.18%)、庄河(88.22%)、盐都(76.17%)、平安(47.61%)、吉安(31.68%)、丹寨(29.57%)、澄迈(18.68%)。

从避孕套的使用比例来看，明显可以看出使用比例较低，但是仍然呈现增长趋势。其中盐都、庄河超过10%，其余各地都在10%以下，永川、丹寨、澄迈在5%以下，说明东部地区避孕套的使用比例相对其他地区要高。

表3-10　7县(市、区)育龄妇女避孕构成情况/%

地区	年份	女扎	男扎	上环	避孕套	避孕药	皮埋	其他
江苏盐都	1990	41.90	3.40	51.10	0.10	3.60	0.00	0.00
	1995	29.00	2.60	66.60	0.03	1.70	0.03	0.02
	2000	26.70	2.30	68.20	0.40	2.10	0.20	0.00
	2005	20.80	0.80	72.00	4.20	2.10	0.20	0.00
	2010	11.75	0.35	76.17	10.30	1.13	0.13	0.17
大连庄河	1990	34.00	1.00	60.00	2.00	2.00	0.00	0.00
	1995	25.00	0.00	70.00	4.00	1.00	0.00	0.00
	2000	14.00	0.00	80.00	4.00	1.00	0.00	0.00
	2005	4.00	0.00	88.00	7.00	1.00	0.00	0.00
	2010	0.83	0.00	88.22	10.06	0.50	0.05	0.34
江西吉安	1990	51.10	0.10	48.00	0.20	0.00	0.00	0.60
	1995	30.20	0.10	68.90	0.20	0.00	0.30	0.30
	2000	14.10	0.00	83.90	0.40	0.20	0.30	1.10
	2005	29.00	0.00	66.30	3.30	0.30	0.10	1.00

（续表）

地区	年份	女扎	男扎	上环	避孕套	避孕药	皮埋	其他
	2010	55.05	0.09	31.68	7.28	0.10	0.02	0.10
重庆永川	1990	7.04	7.67	85.05	0.02	0.00	0.22	0.00
	1995	6.16	4.05	88.82	0.12	0.04	0.81	0.00
	2000	9.77	5.19	81.32	2.70	0.05	0.97	0.00
	2005	2.17	0.88	92.10	4.49	0.11	0.25	0.00
	2010	4.42	4.56	89.18	1.42	0.05	0.46	0.00
贵州丹寨	1990	42.35	28.43	29.22	0.00	0.00	0.00	0.00
	1995	44.68	24.52	30.38	0.06	0.00	0.36	0.00
	2000	53.26	22.14	24.07	0.15	0.00	0.38	0.00
	2005	53.18	19.29	27.01	0.11	0.00	0.41	0.00
	2010	52.12	18.06	29.57	0.00	0.04	0.20	0.01
青海平安	1990	32.20	0.06	37.39	2.34	36.47	0.00	0.00
	1995	57.27	0.06	25.41	0.40	16.42	0.01	0.42
	2000	49.27	0.05	34.82	2.01	12.35	0.18	0.37
	2005	47.93	0.04	40.98	3.68	11.14	0.02	0.01
	2010	41.44	0.03	47.61	6.66	3.90	0.35	0.00
海南澄迈	1990	…	…	…	…	…	…	…
	1995	…	…	…	…	…	…	…
	2000	91.67	1.28	6.58	0.31	0.12	0.00	0.03
	2005	87.84	1.06	10.04	0.72	0.32	0.00	0.02
	2010	75.93	0.75	18.68	3.57	1.04	0.00	0.03

注：…表示数据暂未调查到。

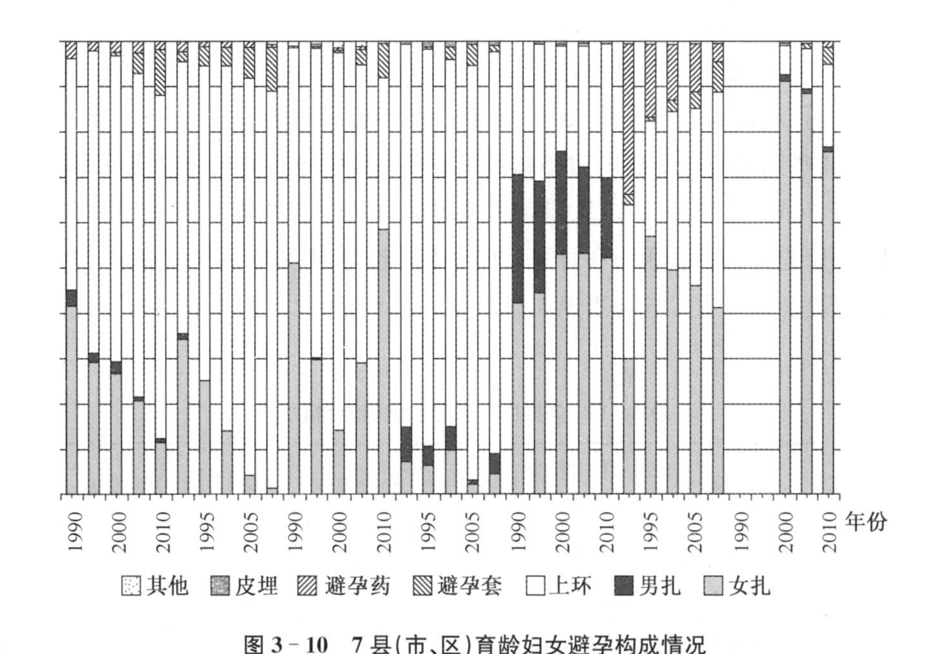

图 3-10 7县(市、区)育龄妇女避孕构成情况

(四) 20～64岁妇女病筛查情况与变化趋势

1. 7县(市、区)20～64岁妇女病检查情况

表3-11为此次调查的7个县(市、区)的20～64岁妇女从2005年到2010年间参加妇女病检查的情况。目前,妇女病检查属于妇幼保健系统的常规工作,由于各地的具体操作情况不同、工作水平和工作要求不同,因而导致各地区之间的妇女参检率有较大的不同,甚至同一地区不同时期的妇女参检率也有较大的变化。总体来看,盐都、庄河等东部发达地区的妇女病参检率较高,近年来还在不断增加,比如盐都除了2006年以外,其他年份参检率均在80%以上,2010年达到85.20%;庄河近两年参检率也在显著增加,2010年参检率达到39.64%。而中西部地区的参检率相对较低,而且发展不稳定,近几年还有下降的趋势。例如永川妇女病参检率2005年为55.28%,2010年为49.09%;丹寨从2005年的84.45%下降到2010年的39.64;平安2005年参检率为33.68%,2010年为11.77%;澄迈2005年的参检率为47.32%,2009年为0.63%;而吉安2010年的参检率仅为5.9%。以上情况与当地的妇女病检查的相关政策、妇幼保健工作重点的变化和人

口结构变化有一定关系。

图 3－11 显示了 7 县(市、区)20～64 岁妇女参加妇女病检查的患病率情况。可以看出,青海平安 20～64 岁妇女病患病率较高,2005～2010 年间,有 4 年当地的妇女病患病率超过了 50%,其他地区的妇女病患病率基本位于 30%～50%之间。从妇女病患病率的发展趋势来看,盐都、庄河表现出下降趋势,吉安、永川和丹寨表现出上升趋势,澄迈总体比较稳定,平安变化程度相对较大。这与当地人口流动、人口老龄化以及查病治病手段的完善有关。

表 3－11　7 县(市、区)妇女病检查情况

地区	年份	20～64 岁妇女人数	实查人数	参检率/%	患病人数	患病率/%
江苏盐都	2005	4 036	3 350	83.00	1 262	37.67
	2006	52 976	4 437	8.38	1 689	38.07
	2007	86 581	71 679	82.79	21 467	29.95
	2008	83 657	66 938	80.01	25 323	37.83
	2009	87 755	73 453	83.70	18 654	25.40
	2010	95 932	81 733	85.20	16 659	20.38
大连庄河	2005	279 612	36 260	12.97	19 594	54.04
	2006	275 686	52 653	19.10	18 351	34.85
	2007	274 402	49 003	17.86	15 418	31.46
	2008	271 760	18 420	6.78	9 029	49.02
	2009	254 109	67 155	26.43	26 449	39.39
	2010	251 704	99 767	39.64	17 152	17.19
江西吉安	2005	…	6 486	…	2 754	42.46
	2006	…	6 237	…	2 311	37.05
	2007	…	10 303	…	2 889	28.04
	2008	…	12 782	…	4 095	32.04
	2009	…	12 578	…	3 931	31.25
	2010	147 000	8 674	5.90	3002	34.61

（续表）

地区	年份	20～64岁妇女人数	实查人数	参检率/%	患病人数	患病率/%
重庆永川	2005	238 835	132 037	55.28	25 664	19.44
	2006	218 796	114 514	52.34	21 164	18.48
	2007	283 142	127 980	45.20	34 998	27.35
	2008	226 619	135 759	59.91	48 961	36.06
	2009	225 855	109 113	48.31	44 194	40.50
	2010	241 825	118 722	49.09	32 046	26.99
贵州丹寨	2005	31 278	26 413	84.45	9 340	35.36
	2006	30 754	16 390	53.29	6 130	37.40
	2007	29 409	27 350	93.00	9 904	36.21
	2008	29 346	9 563	32.59	3 774	39.46
	2009	29 212	15 876	54.35	6 586	41.48
	2010	29 643	11 748	39.63	6 297	53.60
青海平安	2005	17 326	5 835	33.68	3 054	52.34
	2006	20 025	6 052	30.22	3 516	58.10
	2007	19 354	11 669	60.29	5 420	46.45
	2008	20 050	768	3.83	731	95.18
	2009	30 116	1 971	6.54	1 547	78.49
	2010	30 376	3 574	11.77	757	21.18
海南澄迈	2005	3 660	1 732	47.32	618	35.68
	2006	5 173	1 053	20.36	452	42.92
	2007	3 216	587	18.25	191	32.54
	2008	93 043	1 301	1.40	547	42.04
	2009	98 330	622	0.63	221	35.53
	2010	96 444	−2	−2.00	−2	−2.00

注：数据来源于各地妇幼保健院；

…表示数据暂未调查到；

−2表示该年度该地未进行妇女病普查。

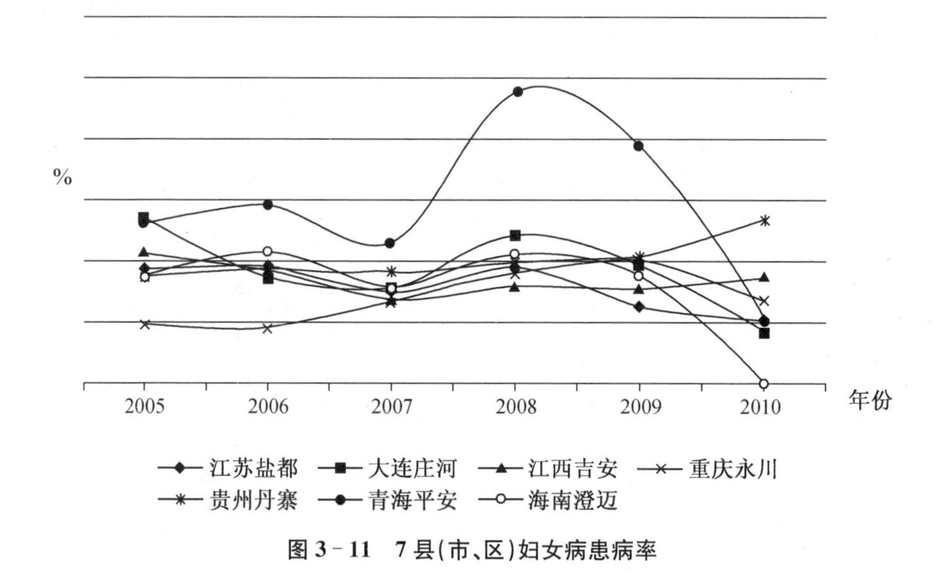

图 3-11　7 县(市、区)妇女病患病率

2. 7 县(市、区)20～64 岁妇女病患病情况

表 3-12 显示了 7 县(市、区)20～64 岁妇女患妇女病情况。从表中可以看出,各调查地区的妇女罹患阴道炎和宫颈炎的数量非常多,占有绝对比例。

经济发达地区罹患宫颈癌、乳腺癌和卵巢癌的人数多于不发达地区,如调查的 6 年时间,盐都罹患三种癌症者合计 62 人,庄河合计 46 人,其他地区均不足 10 人。当然这与各地区人口数量,妇女病检查项目和内容有关,但是也间接提示了经济因素、环境因素对妇女癌症患病的影响。

性传播疾病方面也显示了相同情况,即发达地区的患病人数多于不发达地区。盐都 6 年患有尖锐湿疣的 68 人,庄河 34 人。重庆 6 年患该病者 11 人,另有淋病患者 60 人。

表 3-12　7 县(市、区)20～64 岁妇女病患病情况　　(单位:例)

地区	年份	阴道炎	宫颈炎	尖锐湿疣	宫颈癌	乳腺癌	卵巢癌
江苏盐都	2005	395	455	0	0	0	0
	2006	367	569	1	1	0	0
	2007	7 577	7 585	46	18	4	0
	2008	10 245	10 352	8	12	0	1
	2009	8 928	7 558	5	5	1	0
	2010	9 618	7 013	8	10	4	6
大连庄河	2005	5 020	10 994	7	2	0	1
	2006	6 156	5 859	1	0	0	0
	2007	5 445	4 845	1	0	0	0
	2008	3 741	1 945	0	0	0	0
	2009	15 789	5 101	24	10	10	1
	2010	7 072	7 635	1	11	11	0
江西吉安	2005	702	2 163	0	0	0	0
	2006	858	1 477	0	0	0	0
	2007	676	1 853	2	0	0	0
	2008	1 492	2 882	0	0	0	0
	2009	1 184	2 729	0	0	0	0
	2010	936	2 312	0	0	0	0
重庆永川	2005	6 522	13 814	4	0	0	0
	2006	5 515	9 904	1	1	0	0
	2007	720	12 377	2	3	4	0
	2008	14 430	16 916	1	0	0	0
	2009	20 533	18 032	3	0	0	0
	2010	15 505	16 466	0	1	0	0
贵州丹寨	2005	2 855	4 482	0	0	0	0
	2006	2 236	2 990	0	0	0	0
	2007	2 968	4678	0	0	0	0

(续表)

地区	年份	阴道炎	宫颈炎	尖锐湿疣	宫颈癌	乳腺癌	卵巢癌
	2008	683	1 364	0	0	0	0
	2009	1 978	2 357	0	0	0	0
	2010	1 994	2 284	0	0	0	0
青海平安	2005	1 987	1 026	0	0	1	0
	2006	2 187	1 140	0	0	0	0
	2007	2 683	1 478	0	0	0	0
	2008	83	48	0	0	0	0
	2009	710	653	0	2	0	0
	2010	351	324	0	1	1	0
海南澄迈	2005	357	261	−2	−2	−2	−2
	2006	250	202	−2	−2	−2	−2
	2007	94	97	−2	−2	−2	−2
	2008	241	306	−2	−2	−2	−2
	2009	87	134	−2	−2	−2	−2
	2010	−2	−2	−2	−2	−2	−2

注:数据来源于各地妇幼保健院;

−2 表示该年度该地未进行妇女病普查。

(五) 2010 年 7 县(市、区)人口普查数据分析

表 3 - 13 和图 3 - 12 显示了 7 县(市、区)2010 年第六次人口普查相关情况。从表中可以看出,妇幼保健系统的服务对象包括 20～64 周岁的妇女,各地 20～64 周岁的妇女均占当地妇女人口的 6 成以上,其中比例最高的盐都为 72.19%,丹寨为 60.95%。其中,40～64 周岁的妇女人口占所有妇女人口的比例在盐都和庄河超过 40%,永川、丹寨、平安在 30%～40%,吉安和澄迈在 25%～30%。20～64 周岁妇女人口中,有相当比例为 40～64 周岁妇女,庄河(60.96%)、盐都(56.71%)、丹寨(54.68%)、平安(51.66%)、永川(51.39%)超过 50%,吉安(45.12%)和澄迈(42.64%)也超过 40%。说明各地中老年妇女人口的数量多、比例大,也进一步说明了

在20～64周岁的妇女人口中，保健服务对象的重点应该为40～64周岁的中老年妇女人口。

表3-13　2010年7县(市、区)人口普查妇女人口情况　(单位:人)

地区	妇女人口总数	20～64岁妇女人口数	20～64岁妇女占妇女人口比例/%	40～64岁妇女人口数	40～64岁妇女占妇女人口比例/%	40～64岁妇女占20～64岁妇女人口比例/%
江苏盐都	364 772	263 331	72.19	149 348	40.94	56.71
大连庄河	352 000	251 000	71.31	153 000	43.47	60.96
江西吉安	222 151	147 000	66.17	66 322	29.85	45.12
重庆永川	506 200	352 200	69.58	181 000	35.76	51.39
贵州丹寨	57 397	34 986	60.95	19 130	33.33	54.68
青海平安	50 521	32 903	65.13	16 997	33.64	51.66
海南澄迈	234 911	146 360	62.30	62 413	26.57	42.64

注:数据来源于各地统计局资料。

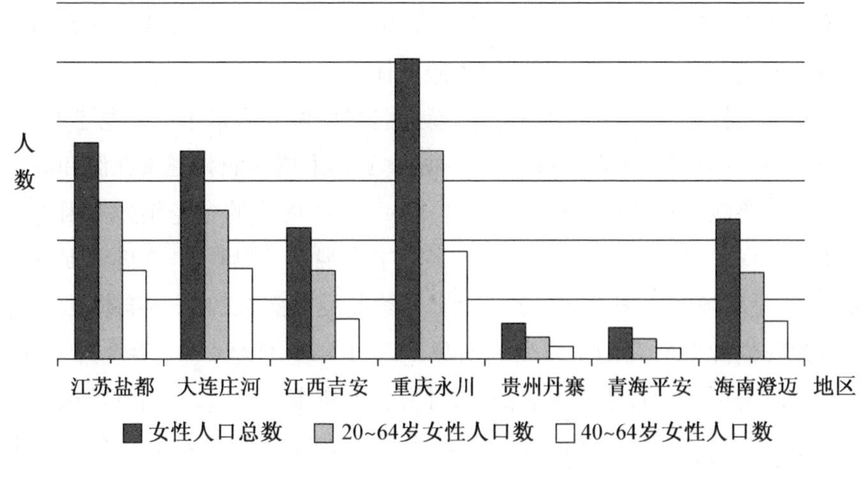

图3-12　2010年7县(市、区)人口普查妇女人口情况

二、7县(市、区)调研点实地研究结果与分析

(一) 我国农村中老年妇女(40～64周岁)生殖健康需求与服务机制研究

2010年第六次全国人口普查主要数据公报(中华人民共和国国家统计局,2011年4月28日)显示,我国60岁及以上人口占13.26%,其中65岁及以上人口占8.87%;同2000年第五次全国人口普查相比,60岁及以上人口的比重上升2.93个百分点,65岁及以上人口的比重上升1.91个百分点,说明我国的人口老龄化趋势在进一步增加。

为了应对人口老龄化的挑战,我国正在加强城乡社区卫生服务体系建设,积极推进和引导基层医疗卫生机构向社区卫生服务机构转型,其中的工作重点就是推动各地把中老年医疗保健纳入社区卫生工作重点,提供相应的保健、医疗护理和康复服务。但是,由于我国地区发展的不平衡,医疗卫生资源的配给和分布的不平衡,使得这一工作的实施效果在城乡间有显著不同。具体来说,城市医疗卫生资源相对充足,因此社区卫生服务机构能够承担并较好解决中老年人的健康保健工作任务。而在我国广大农村,特别是中西部欠发达地区,由于卫生资源短缺,目前医疗卫生服务的重点依然是常见病、多发病和慢性病的治疗,在疾病预防和健康保健方面相对比较薄弱,主要的服务对象也是以65岁以上的老年人居多。同时,计划生育服务机构长期为基层育龄群众提供生殖健康、避孕节育服务,已经或者正在拓展其服务内涵,积极融入基本公共卫生服务体系。

我国农村地区人口外出务工比较频繁,村内留守人口中以中老年妇女,即40周岁以上妇女居多,因此中老年妇女实际上成为农村健康保健和健康促进的重要服务对象。而在这一群体中,40～64周岁的中老年妇女因为她们正处于育龄后期和老年前期,是在各种主客观因素限制下,在健康促进领域,尤其是生殖健康需求和服务方面比较容易受到忽视的一个群体,因此她们成为我们此次研究的主要研究对象。2011年9月至2012年4月,课题组在全国选择江苏省盐城市盐都区、青海省海东市平安区、贵州省黔东南州丹寨县、重庆市永川区、海南省澄迈县、江西省吉安市吉安县、辽宁省大连市庄河市作为样本点,分别在七地召开了42个座谈会,参加访谈的有350余

人。每个调查点的座谈会均包括县(市、区)级计划生育服务站相关人员访谈、县(市、区)级妇幼保健院相关人员访谈、一个中心乡镇及其村级计划生育/妇幼保健服务人员访谈、一个一般乡镇及其村级计划生育/妇幼保健服务人员访谈、以上两个乡村的40～64周岁中老年妇女访谈六种。通过定性访谈分别了解各地各级卫生、计生服务机构对中老年人的健康服务机制和效果以及农村中老年妇女以往接受服务的情况和对服务的需求,试图发现和揭示我国农村地区中老年妇女生殖健康服务方面存在的问题,并提出相关科学建议和对策。下面以案例方式,对7个调查点的农村中老年妇女(40～64周岁)生殖健康与服务机制情况进行介绍:

1. 江苏省盐城市盐都区农村中老年妇女生殖健康需求与服务机制

(1) 区、乡、村计划生育/妇幼保健服务机构服务现状。

① 区、乡、村计划生育服务机构服务现状。

a. 区级计划生育服务机构服务现状。盐城市盐都区计划生育服务站是全额拨款全民所有制单位,也是盐都区医保定点和流动人口计划生育免费服务定点单位。全站现有职工25人,专业技术人员21人,其中高级职称3人,中级职称12人。目前,盐都区计划生育技术服务实行“以区站为龙头,中心站为纽带,镇级站为依托,村级服务室为基础”的四级计划生育技术服务网络。盐都区站主要负责全区育龄群众的避孕节育、优生优育、生殖保健等知识的宣传,对全区计划生育技术服务机构技术人员的业务指导、培训、避孕药具发放,并围绕“生育、节育、不育”开展计划生育技术指导咨询、避孕节育医学检查、计划生育手术并发症和药具不良反应的诊治以及各类避孕节育手术,服务人群不但包括区内育龄群众,还辐射到盐城市的亭湖区、开发区。盐都区站在实施服务过程中实行记账收费和低偿收费,所有收入全部上缴财政,单位所有运作经费实行区财政直接拨付。

近年来,由于当地生育率稳定下降,避孕节育的工作量有所下降,盐都区站在传统计划生育服务的基础上,开展了一些特色服务项目,如生殖道感染查治、胎儿染色体筛查、输卵管通液、无痛人流、无痛清宫、第三代和第四代口服避孕药的推广使用、红外理疗等。还逐步开展了孕前优生检查、遗传优生初筛、青春期健康教育等。

2008年以来,该站进一步增加投入,引进了输卵管通液仪、微波治疗仪、乳腺检查仪、臭氧雾化治疗仪、电动手术床、血红蛋白仪、生化分析仪等诊疗设备，为服务对象提供更高层次的服务，许多人甚至慕名而来寻求服务。从年龄上看，服务人群覆盖了幼年、青年和老年人，比如对农村幼儿阴道炎的治疗、对退出育龄期的妇女宣传及时取环知识、对部分更年期出现功血的老年人进行治疗、对老年人进行性知识宣传等。

b. 乡、村级计划生育服务机构服务现状。盐都区乡镇计划生育服务站主要负责乡镇育龄群众的上取环、避孕药具发放、计划生育和生殖健康知识的宣传教育、将乡镇需要进行人工流产的转诊到区服务站、生殖道感染的普查和治疗等。

村计划生育世代服务室主要负责对村内育龄群众的健康宣传、健康教育、孕情环情检查、生殖道感染检查的组织发动、陪同产后需要落实避孕节育措施的群众到乡服务站、发放避孕药具等。

② 区、乡、村妇幼保健服务机构服务现状。

a. 区级妇幼保健服务机构服务现状。盐都区妇幼保健站是全额拨款事业单位，目前全站有 23 名工作人员，经费实施“收支两条线”管理，没有经费使用权，其他花费要报批。其产科和妇科服务人员都具有职业资格，主要服务对象为 20～64 周岁的妇女，其工作主要包括：一是该部门工作的重中之重，即孕产妇围生期保健和儿童保健工作，一般各占其工作量的一半。由国家卫生部制定的孕产妇管理和婴儿管理指标，包括出生缺陷发生率、5 岁以下儿童死亡率、婴儿死亡率、孕产妇死亡率等是最重要的考核指标；二是每年对辖区妇女进行的妇科疾病普查，要求两年完成全区 80%的普查任务，同时上级进行考核。现在，该项目完全由政府买单，成为重点公共卫生项目；三是在合作医疗中对于所有参保人的每年一次的免费体检，也和妇科疾病普查联合实施；四是对妇女乳腺癌和宫颈癌的“两癌筛查”工作；五是基本公共卫生项目中要求的建立居民健康档案的工作；六是婚前医学检查工作，该站一年婚检约 5 000 多例。

b. 乡、村级妇幼保健服务机构服务现状。乡级妇幼保健工作主要由乡卫生院的妇保科和儿保科完成。妇产科负责住院分娩，一般有 20 张病床，4 个妇产科医生，其工作重点是孕产妇“5 期保健”，包括早孕建卡、不得少于 5 次的产前检查、住院分娩、产后 42 天访视、孕期保健、围生期保健、对准备怀孕和已怀孕的妇女发放叶酸、完成每个月需要向上级上报的有关报表等、每年一次的生殖道感染防治、宣传教育等工作。他们接受市级和区级妇幼保健站的培训和业务指导，同时也负责对村医进行与妇幼保健相关的继续医学教育的培训工作。

村级妇幼保健工作主要由村社区卫生站即村医完成，该站房屋由村里提供，国家拨款更新其设备、硬件。现在配置了电视、电脑，主要用于登记病人的信息。医疗设备基本没有，但是配发了产后访视包(血压计、听诊器、称、尺、脐带护理)。他们从新婚夫妇结婚后怀孕就建卡开始跟踪收集信息，每个月两次到乡卫生院开例会，去反馈这些信息。同时告诉孕产妇产后保健知识、儿童的保健知识等。除此之外，还要进行预防接种、传染病防治、健康档案信息收集、结核病防治、叶酸发放、人口变动统计(出生、死亡、结婚)等多项工作。

③ 区、乡、村计划生育和妇幼保健服务机构职能分工和互动关系。

计划生育服务站主要对育龄群众开展计划生育技术服务和生殖健康保健服务，与妇幼保健相关的工作主要是出生缺陷一级预防工作，比如孕前期染色体筛查、预防出生缺陷的宣传教育。在日常服务工作过程中，如果发现孕情后，及时建议孕妇到妇保部门建卡。妇保部门主要对育龄妇女进行围生期保健、儿童保健等方面的服务，孕前保健、孕期保健、产后 42 天访视、0～6 岁儿童保健是其工作重点，因此 40 岁以后的妇女保健工作量不到三分之一。

两个部门的互动关系主要体现在计生和卫生在信息资源上的共享，尤其是在避孕药具不良反应的信息互动、避孕节育手术情况的定期联系通报和妇女病查治等。因为妇幼部门日常进行妇保管理工作的人员只有一两个人，而当地常住人口 4 万人，有 1 万～2 万妇女，在进行健康检查时只有借调妇产科医生和普查村的村医协助；而乡镇计生指导站在进行生殖道感染查治时，也只有 3～4 个医生，也需要计生专干帮忙做普查。最重要的是，这两个检查项目的基本内容是相似的。所以，一个乡镇的计生部门进行妇科疾病检查，而妇幼部门进行中老年妇女的每年一次的健康检查，这两项工作虽然独自开展，但是实际上一般都是由妇幼和计生联合起来进行。村级计生负责组织发动、提供场所，卫生负责提供技术支持。这样，既相互弥补和解决了对方在独自完成工作中的技术力量不足或者工作量大的问题，又能在考核工作目标时，互相使用对方的数据。所以，盐城市基层的计生和妇幼的合作关系良好。

(2) 农村中老年妇女生殖健康需求现状。

目前，盐都区农村户籍妇女以中老年居多，因为许多家庭中的青壮年都出外务工，留在家中的都是中老年妇女和儿童。例如大岗村有 300 多户人家，育龄妇女有 500 多人，其中 400 多人都是 45 岁以上。她们不但要做家务、带孩子，还要种责任田和自留地，再加上保健意识不强，容易出现一些中老年常见病和多发病，如更年期功血、生殖道感染、尿路感染等。例如，有乡镇服务人员反应“中老年妇女一般找我都是更年期综合征，而且症状不同，有的绝经前后都有出现。有的月经不正常、白带异常、异色异味，慢性病咨询的也很多”“我觉得妇女方面多是妇女病、子宫肌瘤、月经过多、月经时间长、子宫糜烂等问题”。

而群众自身也反应“最关心绝经后是否还会得子宫肌瘤等妇女病？如何健康地度过这个时期？骨质疏松、高血压、糖尿病怎么预防？虽然也有发放的宣传资料，但是具体的方式不知道”“我的更年期也是 50 多岁出现的，月经突然就没有了。经常出汗，搞不清楚是劳动还是更年期导致的”“我 50 岁，在计生组织的妇科检查时候发现子宫肌瘤，现在是更年期了，像我情绪不好，但是得不到正确指导”“我觉得老年人不是很需要性生活了，可能男的还需要。这个是个人隐私，也不好给别人讲”“中老年人一般进入更年期后，心理情绪变化一般不需要指导吧？自己解决了”“我们现在这些带小孩的老年人还需要一些带小孩的知识，比如小孩怎么吃才有营养？怎么睡觉？怎么运动?”

以上事例说明，农村中老年妇女作为现在农村的常住主体人群，需要更高层次的健康知识和健康保健服务，尤其是更年期的性与生殖健康问题、心理健康问题、抚养孩童问题等。

(3) 各级健康服务机构提供中老年妇女的服务与需求之间存在的问题。

① 40～64 岁中老年妇女作为服务对象的缺失。

对于计生部门，他们的服务对象是已婚育龄群众，主要是 20～49 周岁的妇女。由于其常规工作是查环查孕，计生部门在进行生殖道感染普查普治时，也是结合孕环情检查，重点检查20～40周岁的妇女，40～49周岁的妇女不是重点，而49周岁以上的妇女就不是其服务对象。对于妇幼部门，他们的服务对象主要是20～64周岁的妇女，虽然包含了40～64周岁的中老年妇女，但是由于其工作量大、工作任务重，其工作重点是围孕期的妇女的产前和产后检查、访视。如服务人员说："我们工作的重中之重是孕产妇围生期保健和儿童保健工作，因此对于老年保健只能以重点工作带动。20～64岁妇女的检查是普遍性的，没有侧重点，但是发现40～64岁问题比较多是另一个重点，但是不能兼顾到。""卫生部门在建立居民健康档案时，也是针对慢性疾病的，比如高血压、糖尿病等，不包括妇科病。"

因此40～64周岁的中老年妇女，在这两个相关的健康服务部门的服务群体中，不是被忽视就是被边缘化，实际上她们作为服务对象的地位是缺失的。健康服务人员每次去基层服务都很繁忙，但是遇到的更多是中老年人，等于是拿育龄人群的钱去做中老年人的事情，而中老年群众的健康需求应该受到进一步重视。

② 40～64岁中老年妇女健康保健意识不强。

由于农村中老年妇女文化程度普遍偏低，因此健康保健知识比较匮乏，平常有什么健康问题能忍则忍，除非到了症状非常明显的地步，才可能去寻求诊治，因此可能贻误病情，造成生命质量的损失。服务人员说："今年7月，我给一个67岁的老人取了避孕环。她说以前有人通知她取环，但是她自已觉得身体好不需要取，现在觉得腰疼，以为是避孕环的原因才来的。经检查，其实是因为子宫萎缩、腰椎管膨出"。"一个50岁左右的妇女经常下身出血，到村医务室去就是打打针吃吃药，不肯检查。有一次在地里干活出血严重弄脏了裤子，让儿媳妇带裤子过来换，才发现她的问题。儿媳妇将她带到计生站，做了妇科检查。扩阴器刚放上就发现有一个异物，是宫颈息肉。让她到医院做病理检查，她坚决不去，认为没有什么大问题，只是要求摘取下来。后来摘下来让儿媳妇送到医院，做了病理检查发现确实是息肉"。"去年碰到一个取环的对象，发现宫颈不行，让她去医院检查，发现是宫颈癌"。"有个病人，小便黄得不得了，眼睛也很肿，说了多次都不去看病，后来看了是肾炎，现在已经好多了"。

农村计划生育技术服务人员根据人口信息系统能够及时告知群众取

环，虽然大部分能够及时取环，但是还有少部分有拖延的。在工作中发现，有些群众到了取环的时间不愿意取环，后来发现身体有问题了又来取环，就只能用激素缓解一下，然后取环。即使平常在随访中也会告之，但是群众对更年期的认识不足，文化程度高的还能够主动来咨询，文化程度低年龄大的群众来寻求服务的就比较少。有服务人员说“有个老人因为阴道炎，自己买了阴道栓，但是不懂怎么用，连外包装硬壳都没有取就一起使用，最后还问我们为什么没有效果”。

以上的事例，的确说明对中老年妇女的健康关怀不足。

③ 服务能力不足。

针对妇女的宫颈癌和乳腺癌的“两癌筛查”虽然有要求，但是实际上还没有开展，普遍开展的只有生殖道感染的防治。比如有妇幼保健站人员说“有经费有人的问题，国家要求的农村妇女 35 岁以上的‘两癌筛查’只能做到九分之一”。

计划生育和妇幼保健部门的服务人员到基层去服务，接触到的五六十岁的群众很多，但是针对她们的专项服务内容不足，比如中老年人的更年期的心理和生理的症状比较多，但是没有针对这方面的服务。甚至这些群众中有些人因为经济问题，有病也不治疗，甚至也不买药。因为新农合只能报销一部分，有些药不能报销，所以即使服务人员带了药也不买，她们不相信“卖药的”。

乡村妇幼保健人员的工作内容非常多，涉及妇保、儿保等多个方面，涉及宣传教育、诊断治疗、健康咨询、预防免疫、信息管理等多个内容，因此他们实际上应该成为“全科医生”，但是由于能力所限，“每件事都做，每件可能都做不好”。某卫生院妇幼保健人员也提出“中老年妇女的主要的健康问题有妇科病、子宫肌瘤、附件囊肿等。她们的思想还是比较保守，比如妇科病，自己人还能交交心，其他人都不好意思开口。让她到医院舍不得花钱，但是下去免费检查的时候甚至有许多老年人也要参与进来”，“我们到基层去进行体检时，很多仪器都没有，最常见的身体检查的 B 超也没有，肝胆脾肾都检查不了”。

盐都区计划生育服务站某服务人员说道：“我在取环时发现有老年人宫颈萎缩，以前有炎症现在宫口闭合的、嵌顿的，很难取环。比如宫颈闭合的，没有什么培训,只能自己想办法,用 20 号针头刺开皮肤用探针取环。更年期功血的也比较多,但是很多药物也不敢随便用,怕有副反应。"

盐都区妇幼保健站按照当地人口比例,应该有 30 多个编制,但是实际上还是按照 20 世纪 80 年代的编制 23 个人。随着工作量增大,和现有的承载能力相比,编制显得较少。而且人员和资质都不足,尤其是村级更缺少服务人员。大中专毕业生也因为编制和绩效考核的问题,连乡一级的服务机构都进不去。有服务人员反映:"工作人员的劳务费,项目的经费投入,因为这是工作之外的内容,特别是宣传发动,人力劳务很需要资金。现在村一级的医生断层,而且卫生的投入不到位,人也要不到,想要的进不来。现在村一级叫社区卫生服务站,因为公共卫生项目的 30% 按照绩效考核给村医钱,现在调高了一点,每个月有 1 000 多元,但是好多人都不愿做,没有吸引力,宁愿出去打工。尤其是很多项目在做的时候,需要加班加点。"

④ 计划生育和妇幼保健部门的服务存在重复服务问题。

计生服务要求定期对于 20～49 周岁的妇女进行妇科疾病普查,而妇幼部门也要求对于 20～64 的妇女进行健康检查。实质上这两项检查的内容有许多重复项目,而且由于前述原因,对于 40～64 周岁的妇女的检查都没有完全重视到。这样,既造成了资源浪费,分散了服务力量,又没有满足真正急需服务的群众的健康需求。

⑤ 其他高收费服务对计生和妇幼服务形成的竞争压力。

由于农村地区的中老年留守妇女人数较多,虽然计生部门和妇幼部门都在从本部门的角度出发,提供免费和低收费技术服务,但是由于技术力量所限,要么定期下基层服务,要么让老百姓自己到相关部门寻求服务。所以,现在有很多私立医院也在收集基层妇女做相关免费检查,他们可以用汽车到乡村把群众带到区里做免费检查,这是连计生、妇幼部门也做不到的。由于私立医疗机构的目标是追求利润最大化,所以在免费检查后进行高收费治疗就出现了很大的问题,例如误诊和漏诊。

(4) 对盐都区农村中老年妇女生殖健康服务的建议。

① 提高对农村 40～64 周岁妇女生殖健康问题的认识。

目前,由于受到人力和财力的限制,计生部门和妇幼部门手头需要去完成的工作较多,对于农村中老年人的生殖健康问题的关注还不足够,在主动服务上还有一定限制。有服务人员认为“现在四五十岁的城里人关注生殖健康的多一些,农村的少一些”。实际上,由于传统观念的影响,农村中老年人的生殖健康需求量大,可能只是没有明显的寻求服务的行为。

中老年人的健康服务应当不仅仅限于躯体疾病的检查,还有心理方面以及如何延年益寿和健康生活。尤其是进入到更年期以后,更面临许多生理和心理方面的问题,不光是妇女有需求,男性也有需求。要进一步提高对农村 40～64 周岁妇女生殖健康问题的认识,不管是计生部门还是妇幼部门,都不能因为这一部分服务对象退出了育龄期而降低其作为服务对象的地位。应该注意到她们的服务需求的内容发生了变化,尤其是农村中老年妇女的生活习惯和卫生习惯本身就是影响家庭整体健康水平促进的重要因素。

计生部门目前的服务对象是育龄群众,如果能够在国家层面将服务对象的范围继续延伸到 64 周岁,则既可以增加计生事业经费,也可以使服务前后相继、密切相关。卫生部门的农村合作医疗中有对群众的每年进行体检的要求,但是不是每个参保项目都覆盖妇科疾病的检查内容,如果能在国家层面增加 40～64 周岁年龄段的人群的检查项目和报销项目,也可以很好地解决这一问题。

② 增强计生和妇幼机构的服务能力。

目前,对农村中老年妇女进行健康服务的部门主要有计生部门和妇幼部门,但是这两个部门的服务能力都需要继续提高。一是技术服务人员不足,尤其是基层更加严重。要增加基层技术服务机构的投入,出台更加灵活的人才流动机制,引进并保住专业技术人员,建立长久的专业能力培养机制。二是在健康服务过程中增加对基层地区的上门服务内容,这样可以更好地为中老年人服务。三是增加服务当中的便携式高科技诊断仪器的使用,比如专业的 B 超、血压仪、血糖仪等。

③ 探讨计生和妇幼机构合作服务的可能。

积极探讨在农村中老年妇女健康服务当中计生部门和卫生部门的合作模式,充分利用两个部门的优势,提高服务的效率和满意度。因为计生的网络比较好、在宣传教育方面具有独特的优势;而卫生方面的妇幼部门本身力量也不足,更加之传统的“重医轻防”,所以在中老年妇女的健康服务上应该加强两个部门的合作。计生应该加强一级预防和初级卫生保健的工作，卫生则加强二级及以上的预防工作。

在两方合作中，要明确各自的任务和职责，比如计生的工作重点就是宣传发动，妇幼部门的重点就是诊治，分工明确、密切配合、分工不分家，因为双方的服务群体是一个群体。如果能分头行动，既省力又省资金。

④ 提高农村中老年人的健康意识。

有中老年妇女说："我不需要（生殖健康和性方面）服务，这个事情是因人而异的，而且都是隐私问题，在农村认为这是丑事。""我一般遇到什么问题了，可能会和知心朋友说说。一般的问题不会问，医生当中除了特别知心的才去问问。"

所以，面对这一门逐步退出育龄期进或者已经走进老年期的服务人群，应该通过宣传教育，进一步提高她们的健康意识。可以探讨通过农村"同伴教育"的方式，来改变传统观念，提高健康意识继而改变她们的健康行为的可行性。针对农村快速老龄化的现状，充分利用基层妇女学校举办讲座，大力普及医疗卫生保健知识；积极扶持农村妇女文化团体，满足众多中老年妇女的健身需求；通过组织志愿者与独居老人结对、组成临时家庭等形式，使独居老人在精神上得到慰藉和快乐。

2. 辽宁省大连市庄河市农村中老年妇女生殖健康需求与服务机制

（1）市、乡、村计划生育/妇幼保健服务机构服务现状。

① 市、乡、村计划生育服务机构服务现状。

a. 市级计划生育服务机构服务现状。庄河市计划生育技术服务站，目前属于全额拨款事业单位，按照财政收支管理规定，采取收支两条线管理方式，由地方财政负责职工工资、"五险一金"及部分公务费用、部分设备购置费，而服务站的主要业务费用、维修费用等是依靠服务站自己创收解决。截至调查时共有服务人员 22 人，其中在编 15 人，长期聘用人员 5 人，临时聘用人员 2 人。主要人员构成有医生 6 人，护士 4 人，医技人员 7 人，管理人员 4 人。管理人员比例为 20%，技术人员比例为 80%，技术人员中高级职称 7 人占 41%，中级职称 4 人占 24%，初级职称 6 人占 35%。该站主要负责对全市辖区四个街道，15 个乡镇的育龄人群开展人口与计划生育基础知识宣传教育、对已婚育龄妇女开展孕情检查、随访服务、避孕药具发放工作，同时还承担计划生育、生殖保健的咨询、指导和技术服务以及国家免费孕前优生健康检查、咨询、指导和技术服务工作。目前，该站取得了计生许可证和医疗卫生许可证，扩大了服务的内容。取得了职工医疗保险报销资格，但是还没有获得城镇居民医疗保险和新型农村合作医疗保险的报销资格。

2007 年以来，庄河市计划生育技术服务站利用国债项目资金，完成了市级服务中心的改扩建，改善了服务条件和服务环境，并且配置了彩超、钼钯 X 光机、超声可视妇科治疗仪、自凝刀等先进医疗设备，提高了服务体系的装备水平。同时，结合大连市“健康家庭促进计划”，又挂牌“健康家庭指导中心”，以生育、生命与健康幸福为主题，紧紧围绕“家庭生命周期服务链”，进一步加强服务人员队伍建设，提升综合服务能力和业务水平。目前，该站着眼家庭健康幸福，开展了不孕不育诊疗、乳腺疾病、宫颈疾病筛查和免费孕前优生健康检查、儿童早期教育和青春期教育等特色服务项目。“十一五”期间，该站为农村妇女累计进行免费节育手术 22 355 例；接诊不孕不育症患者 1 338 例，其中有 112 例不孕不育患者已经生育或者怀孕；为 2 886 名计划怀孕夫妇和流动人口提供了免费孕前优生健康检查服务和优生指导；为全市 26 个乡镇育龄妇女开展生殖健康检查并且建立档案；为 5 990 名市直大局女职工开展生殖健康检查；每年教师节期间免费为贫困山区的学校男、女教师开展生殖健康体检；为 518 名围绝经期妇女进行宫内节育器手术服务；平均每年技术服务、咨询、随访等覆盖人群 3.6 万人次。

b. 乡、村级计划生育服务机构服务现状。庄河市现有 25 个乡镇、街道计生服务站，其中有 6 个中心乡镇计划生育技术服务站，总业务用房面积约 1 800 平方米，配置了血球分析仪、台式 B 超机等设备，全部配齐了专业技术人员。乡村技术服务站主要负责对育龄群众的查环和查孕、上环、取环、妇科检查、避孕药具发放、宣传教育等工作。

② 市、乡、村妇幼保健服务机构服务现状。

a. 市级妇幼保健服务机构服务现状。庄河市妇幼保健院是庄河地区唯一集保健、医疗、科研、预防为一体的妇幼保健专科性医院。医院现在有在职职工 280 人，其中在编 242 人，240 名卫生专业技术人员中有高级职称 4 人，中级职称 159 人。医院下设 30 余个医疗保健科室，还相继成立了“不孕不育治疗中心”“乳腺病治疗中心”“儿童牙病、眼病防治中心”、中医科、体检科等相关科室，共设床位150张，拥有500毫安X光机、乳腺钼钯X光机、三维立体彩超、电子阴道镜、全自动生化分析仪等设备，每年门诊量约10余万人次，年住院量5 000余人次。

该院不但可以开展腹腔镜、宫腔镜治疗妇科疾患，还可以开展管状锯齿刀筋膜内子宫切除术、无痛分娩、无痛人流、射频介入治疗子宫肌瘤等新技术。目前，庄河市妇幼保健院新成立了“庄河市高危孕产妇管理及运转中心”“高危新生儿急救及转运中心”，已收治重危新生儿上百例，院内外抢救妇产科重危患者数百例。2010年，该院孕产妇系统管理率达92.16%，0～7岁儿童保健管理率达到92.06%，3岁以下儿童系统管理率达到89.67%。

庄河市妇幼保健院是辽宁省重大公共卫生项目的实施单位，于2009年下半年开始，承担着该地区农村妇女宫颈癌筛查、农村孕产妇住院分娩补助、农村孕产妇中期免费超声检查等国家重大公共卫生项目和孕产妇、0～36个月儿童健康管理以及预防艾滋病、梅毒、乙肝母婴传播等国家基本公共卫生服务项目。同时，该院具有“新型农村合作医疗”和“城镇居民医疗保险”的报销资格。

b. 乡、村级妇幼保健服务机构服务现状。乡镇妇幼保健工作主要由乡镇卫生院的妇保和儿保医生完成，而村一级的工作主要由村医完成。妇女保健工作主要包括对于怀孕三个月妇女的身体检查和建卡、三次产后访视、孕产妇产前检查、妇女病普查、育龄期保健知识的宣教。乡镇卫生院现在是事业单位，由政府全额拨款，因此每年会对妇保和儿保医生进行考核，实施绩效工资。而村医的日常工作在村卫生室，要完成有关妇保和儿保的报表以及规定的计划免疫工作。除了给予村医每个村民每年一块钱的报表费用，其他需要靠村医给村民进行一些基本医疗诊治，比如打点滴、开感冒药等赚取。

③ 市、乡、村计划生育和妇幼保健服务机构职能分工和互动关系。

庄河市妇幼保健机构的职能主要是为全市妇女儿童开展预防、保健及临床诊断治疗活动；计划生育技术服务机构的主要职能是为全市育龄妇女提供避孕节育技术服务和咨询随访及生殖健康服务，开展国家免费孕前优生健康检查工作。两个机构在服务对象上有一定的重复，在服务内容上有一定的衔接，在服务功能上有交叉和重复。

两个机构本身的工作实施没有太多互动关系，主要集中于以下三个方面。一是在提高出生人口素质方面，尤其是出生缺陷一级干预中，人口计生、卫生等部门在宣传倡导、健康促进、优生咨询、高危人群指导、优生检测、营养素补充等方面，为了切实做好出生缺陷预防干预工作有互相合作。二是在保持当地出生人口性别比平衡方面，人口计生和卫生部门都加大社会宣传力度，尤其是在严格落实引产证明查验制度以及严厉打击非法实施胎儿性别鉴定和选择性别人工终止妊娠行为方面，两个部门有较多互动关系。三是妇女保健管理基层信息化建设方面，妇幼和计生有工作上的交叉。

(2) 农村中老年妇女生殖健康需求现状。

现在，农村由于实施医疗改革并且加大了投入，使得基层妇女能够主动寻求医疗卫生资源进行就医。但是，目前庄河市农村中年轻人大都外出打工或者创业，占到 70%～80%，留守家中的都是老人和孩子。而这其中的 40～64 岁的中老年妇女，在家里农活比较多，还要负责照顾家庭其他成员，比如孙子女的任务。因此在家庭负担比较重的情况下，她们可能不能及时去看病。而她们对家庭起着非常重要的支撑作用，她们的健康水平和生活质量也对家庭和社会有很重要的影响。

有计生技术服务人员反映，在其下乡进行环、孕情检查和妇女疾病检查时发现 40 岁以上的妇女的经过 B 超检查发现有问题的占到 40%以上。这一年龄段的妇女的妇科疾病比较常见，比如宫颈息肉、宫颈炎、宫颈白斑等，还提出："有的妇女不带环，但是滥用避孕药。有的妇女因为阴道流血来检查，结果其实是其使用避孕药造成。""有的妇女闭经了都不知道取环，有的造成了后遗症。有的人的避孕环的尾丝都烂了，还没有取。"

庄河市妇幼保健院院长介绍说："我们保健院在三年检查了全市的 35～59 岁的妇女，发现宫颈癌发病率是 0.33‰，乳腺癌发病率是 0.12%。"一位从事临床工作 10 余年的妇科主任说："这个年龄段(40～59 岁)的妇女一般都是生殖道炎症比较多，阴道炎、宫颈炎、内膜炎等，都是忍受不了了才来。有的病人得了'功血'，以为要闭经了，所以不管。直到出血都已经半个多月了才来检查，结果造成了严重贫血。"另外一名医生也提道："我们这边的乳腺病，基本上发现的时候都是晚期了，主要还是她们不重视。农村最多的还是盆腔炎、宫颈糜烂。来看的都是难受得不得了的，能忍则忍了。现有也有些保守，不好意思看。"

63 岁的农妇王某说："现在村里来检查身体、检查病的，我去也给检查的。因为现在年轻人打工的多，上面来检查身体有的老的就去检查了。我现在缺钙，会抽筋，骨头一碰就碎，我胳膊断过，到医院一照(X 光)，医生说胳膊都是网状的了。"60 岁的许某说："我在家主要是种地、看孩子，还有照顾老头(丈夫)。他高血压没控制住，造成脑出血卧床不起需要伺候。我血压也高，高压 170，低压 130～140，但还不算高，没觉得有什么反应的。高血压找医生看过，医生说要控制。不吃药到 165～170，吃药降到 130～140。觉得晕了就吃点药，好了就不吃了。"

(3) 各级健康服务机构提供中老年妇女的服务与需求之间存在的问题。

① 农村中老年妇女的健康意识普遍不高。

农村中老年妇女由于文化程度相对较低，而且所处地区的生活条件和水平也不高，因此普遍保健意识比较差。她们中的大多数人身体不舒服，或者有病了，往往采取"能扛就扛，扛不住的情况下才去看病"的态度和措施。正如有的农村妇女所说："有时小病不在意，主要投入精力都在儿女身上，在家里。"有健康服务人员也说："我们下去做检查，组织老百姓来检查，虽然都是免费的检查，但是来的都很少，只有 30%多。主要是老百姓认为这个不重要。我们曾经做过宫颈癌筛查和问卷调查，只有 22%的人参加了，不知晓和部分知晓的占到 70%，所以她们的知识很欠缺。"

由于生活负担比较重，除了做家务、干农活以外，她们还要负责照顾其他家庭成员。因此，在普遍健康意识不强的情况下，农村中老年妇女更不可能积极寻求医疗保健。除非这一影响健康的事件已经严重影响到其活动能力，她们才会寻求医疗帮助，但是往往这样就贻误了病情，从而失去了最佳的治疗机会。有位年龄稍大的农村妇女甚至说："有病了能忍就忍，不愿意去市里看病。有啥病就啥病吧，大不了一死……"。她们受到生活条件限制，也不太注意卫生，"平常也不洗下身，不讲究。别说洗下身，有的时候连脸、衣服都不洗。"

② 对农村中老年妇女的健康服务存在弱视现象。

此次调查中发现当地农村中老年妇女的慢性病患病率比较高，尤其是高血压、糖尿病等。但是她们普遍因为缺乏保健常识而忽视了慢性疾病对患者本身的潜在危害和长期影响，同时相关基层健康服务机构，包括计划生育技术服务站（所）和乡镇卫生院、村医等因为各自的职能关系，没有很好地关注到这部分人群的健康需求。

乡镇计划生育技术服务站（所）的主要服务项目虽然有所扩展，但是目前还是以节育手术和生殖健康检查为主，面对的服务对象也主要是育龄妇女；而乡镇卫生院由于实行了医疗卫生改革，相当一部分病人转诊到市级医疗卫生机构，所以目前的工作主要承担基层预防、保健、健康宣传和教育，但是由于人员不足，比如此次项目调查的两个乡镇的卫生院的妇幼保健人员都只有两个人，所以不可能完成全部所辖区域的预防保健工作。而村医除了协助卫生院完成有关的保健工作，比如孕妇、儿童系统管理的工作，产前检查和产后访视的工作，还要负责预防接种以及自己为了创收进行的有关医疗活动，因此也没有太多精力和能力投入到对乡村中老年妇女的健康服务上去。

当地卫生部门也提到，在最近三年时间她们为当地妇女进行了宫颈癌和乳腺癌筛查的重大公共卫生项目，也发现了一些需要及时处理的案例，挽救了群众生命。但是现在三年期满，这样的重大公共卫生项目也结束了，“其实现在正好是三年后再复查的时候”，可是由于没有政策引导和国家资金支持，这项工作暂时停止了。

③ 基层健康服务机构建设滞后。

基层健康服务机构主要反映了人才缺乏和设备匮乏两个问题。特别是在乡村一级的健康服务机构，由于待遇比较低、继续教育和培训的机会相对比较少，所以面临人才断流的问题。比如，某乡镇计划生育技术服务站的B超医生，已经年近70岁还被返聘工作，因为医学院校的大学毕业生都不愿意去乡镇工作，而原有乡镇的医护人员因为缺乏实践机会和能力培养，医师资格考试通过率也较低，进一步限制了人才的流入。某乡镇卫生院常年只有两个妇幼工作人员，由于医疗改革以后，患者宁愿到市级医疗机构看病，因此原来该院一年接生三百多个孩子，但是现在就几十个。她们的工作主要是完成孕产妇系统管理和婴儿系统管理，其他工作主要是对群众的宣传教育。她们提道：“没有合作医疗之前，看病在乡村；施行之后，病人都跑到市里了，所以业务量也减少了。我们也定期到村里给村民讲更年期的、育龄期的知识。现在有 7 个村，我们轮流去村里给村医培训，再由村医给村民培训……”。但是在调查过程中，被访谈的村民很多回答没有接受过相关的健康教育，说明在基层健康教育的接受率和普及率很低。

另外，国家对于乡村卫生投入较少，导致设备落后，资源缺乏，服务能力不足，加之服务人员素质不高，甚至出现了在诊治疾病时忽视了中老年人群的特殊生理变化的问题。有位医生提道：“中老年妇女的激素水平的变化可能是导致其他方面疾病的原因，如果医生只是看到病症，没有看到激素水平的变化，可能失去治疗机会。技术人员要耐心、细致完善检查项目和内容，比如在基层，我们骨钙、雌激素都做不了，患者有要求也没有办法完成，这对诊断是很不利的。我从事妇科这么多年，我认为雌激素检查是必须的，有的患者的阴道炎就是雌激素缺乏引起的。”

④ 针对中老年妇女的健康服务市场较混乱。

乡镇卫生院具有报销“新农合”的资格，但是患者希望得到更好的、更高层次的医疗救助，因此他们大多需要主动转移到市级医疗机构；乡镇计划生育技术服务站因为没有报销“新农合”的资质，更是缺乏对群众的吸引力。在这种情况下，部分民营、私营医院利用各种手段积极推销，许诺低价、免费检查身体、车接车送，到乡村到处拉人去看病。结果群众相信了，去做了检查，但是检查后却把小病说成是大病，高费治疗。给群众造成了很大负担，造成她们的恐慌和思想负担，也导致了医疗市场的混乱。甚至有些中老年妇女因为缺乏必要的医疗保健知识，在不正规的医疗机构寻求诊治，结果经常导致过度医疗的情况。

某计生服务站工作人员讲：“有些人第一次来我站检查，发现时是子宫炎症或者子宫肌瘤，但是第二次来检查发现把子宫都切除了，因为到私立医院去检查被告之是很严重的疾病，马上就要癌变了，必须切除子宫。”某乡卫生院医生说：“我有个病人是宫颈的纳氏囊肿，非常小，我觉得不用治疗。但是她去有些地方检查，就说这个严重得不得了。”

到乡村去检查疾病的单位太多，包括公立的、私立的医院和其他的医疗机构，导致了目前当地医疗市场的混乱。加之一些医疗机构的过度治疗，导致了老百姓对“下乡检查身体”的不信任。乡镇卫生院和计生技术服务站都反映说："我们在下基层为群众检查身体的时候，老百姓说他们前几天已经检查过身体了，还花了好多钱。"因此，老百姓担心再次上当受骗，甚至对有关部分组织的正规的健康检查也产生了不信任，产生了"再也不去检查身体了(不管谁组织的)"的想法，更不利于基层健康保健工作的开展。

(4) 对庄河市农村中老年妇女生殖健康服务的建议。

① 进一步提高中老年妇女的健康保健意识。

农村的中老年妇女文化程度低，在进入围绝经期和老年期时，对自身的生理变化、心理变化和病理变化所知甚少。在此次调查中发现，即使有少部分中老年妇女笼统地知道"更年期"一词，但是不清楚具体情况，而更多的人对此是一无所知。所以，应该在基层利用基层网络和宣传阵地，加强对中老年妇女的健康意识培养和宣传。

比如有基层服务人员建议："应该在乡村板报中根据农村妇女的结构变化而及时调整宣传内容，还可以通过电视节目向中老年妇女宣传健康知识。"定期利用各种方式、方法，选择合适的途径，对她们进行相关科学知识普及，增强，其自我保健意识，让每个妇女都能深入了解生殖健康的重要性。尤其是要进行一些专业指导，让她们对自己的人生阶段性身体变化知晓得更清楚，这对于提高整个基层的保健工作水平是非常重要的。

② 为农村中老年妇女提供个性化服务。

农村中老年妇女处于特殊的人生时期，即正在退出育龄期进入老年期，同时她们又承担着许多家务、农业活动和照顾亲人的责任。所以，她们心理和生理的变化和问题相对也比较多，但是她们又不愿意或者不可能到市一级医疗机构寻求服务。因此，乡村一级的健康服务机构，包括医疗卫生、妇幼保健和计划生育技术服务机构，应该为她们提供个性化的服务，满足其健康需求。

比如基层反映，有很多即将或者已经退出育龄期的妇女到摘取节育环的时候了，但是因为怕疼不愿意取环，而基层计生服务机构也因为担心有些人带环时间长，节育环不易取出而不告知群众。这样就导致妇女到期不取环或者超龄取环的问题，有可能对妇女的身体健康造成进一步的损害。所以，应该及时告知或者宣传，让老百姓知晓及时取环的原因、意义和途径。随着我国老龄化进程加速，退出育龄期的妇女人数越来越多，可以通过对当地的此类人群进行基线调查，了解其数量和她们所处的时期，然后采取措施及时通知她们取环。比如，计生部门可以在农村进行孕环情检查时及时告知服务对象她们的避孕环的类型、注意事项、取环时间等信息。

调查地区的各级医疗服务机构都没有专门的更年期生殖健康门诊，所以有医生说："现在围绝经期的病人来医院看病，都是根据不同的症状来看病。有些失眠的跑到神经科去了，有些心理有问题的没有心理医生诊治。应该在医疗机构设立一个专门的围绝经期门诊，对这一时期的妇女进行激素检查。6个项目，三百块钱，一般都可以检查到这个妇女是不是到更年期了。"基层医疗卫生系统已经建立了老年人的健康档案，但是由于投入和规范的问题，尚缺少中老年妇女的健康检查项目。同时，基本公共卫生项目涉及的一些健康检查也流于形式，在基层健康检查出来的问题却没有继续进行监督管理，导致高危疾病和人群得不到治疗的情况非常突出。

对于妇女健康有重要作用的生殖健康检查项目，建议能够纳入基本公共卫生项目或者省市政府的民生项目当中，利用专项经费，每年为群众检查一次，同时注意进行慢性病高危人群的后续管理，经过生殖健康免费和低费的检查、咨询、治疗，多次循环，可以取得更好的效果和群众的信任。

③ 加强基层健康服务机构的服务能力建设。

乡村两级的健康服务人员的服务能力，始终是限制基层健康服务水平进一步提高的瓶颈。因此，建议应当从以下四点进行：一是增加国家投入，加强乡村两级的健康服务机构的建设；二是利用国家进行文化建设的有利时机，将基层健康服务人员素质建设结合进去，进一步提高健康服务人员的思想素质；三是国家出台政策保障基层服务人员的待遇；四是利用各种办法促进基层健康服务人员专业素养的提高。

基层健康服务人员的医疗实践机会相对较少，而其本身的专业系统培养又可能有所欠缺，因此在专业资格和晋级考试当中，可以考虑按照服务地区和级别进行分类考试，以此留住基层人才，给予其更多的晋升空间。同时，给予基层健康服务人员更多的培训机会也是非常必要的。市一级的技术服务机构应该起到"传帮带"的作用，定期下基层，及时与基层单位进行有效沟通，同时也为基层群众提供更好的技术服务。

④ 计生和妇幼部门加强合作，规范基层医疗市场。

农村中老年妇女作为基层健康服务的主要对象，解决她们的健康问题，满足其健康需求的任务自然应该由乡村两级健康服务机构完成。目前，乡村一级的健康服务机构的主要工作内容是进行健康促进和健康教育以及力所能及的医疗诊断和治疗。一方面，乡级卫生院和村医由于既要完成临床诊疗活动，又要肩负各种管理工作，因此缺乏手段和能力进行健康宣传和健康教育促进。另一方面，计划生育技术服务站目前面临服务对象逐渐退出育龄期，服务量下降需要进行服务转型的问题。

所以，如果能够将基层医疗保健机构和计划生育技术服务机构的力量整合起来，前者负责医疗管理，后者负责健康宣传教育，则能够充分利用乡村两级健康服务机构，加强服务，为老百姓提供更好的服务。同时，这样也能够进一步规范医疗市场，防止各家医疗机构出现利益纷争而出现过度医疗的现象，避免老百姓对公立医疗机构都失去信心。诚如此次调查的一位医院管理者所说："不要为了利益而利益，不要为了检查而检查。只要认真负责地对老百姓检查、治疗了，自然会获得好的利益。"

3. 江西省吉安市吉安县农村中老年妇女生殖健康需求与服务机制

(1) 县、乡、村计划生育/妇幼保健服务机构服务现状。

① 县、乡、村计划生育服务机构服务现状。

a. 县级计划生育服务机构服务现状。吉安县计划生育服务站主要工作职责包括施行计划生育手术即结扎、上环、人流、引产、输卵管复通术等，计划生育手术并发症、后遗症鉴定及治疗，发放及管理避孕药具，培训乡、村计生技术人员，宣传计划生育政策和人口理论、计生知识，指导乡、村计生所(室)的业务工作。

自从 2005 年该县成为"中国中西部生殖健康家庭保健需求服务能力建设项目"试点县后，积极承担公共卫生服务，促进人口计生部门职能转型。县服务站结合日常计生技术服务，面向妇女、中老年及青少年开展健康教育、健康检查及健康咨询门诊服务。2007 年县计生服务站又挂牌成立"吉安县家庭保健服务中心"，增设健康宣教室、母婴保健室、中老年保健室和青春期保健室。项目又援助了骨密度测量仪、笔记本电脑、照相机、投影仪、中老年人体验装、吸烟人体模型、月经初潮人体模型、家庭保健服务车等服务设备。2008 年，为县家庭保健服务中心增加了 6 名事业单位人员编制，面向社会公开招聘。2009 年深入全县 307 个村委会全面开展“关爱妇女生殖健康”普查普治活动，为 21 478 名育龄妇女进行了妇科病查治，查出并接受妇科病治疗的人数有 4 800 人。开展出生缺陷一级预防工作，面向新婚夫妻和计划生育二胎夫妇有针对性地开展优生优育知识宣传，制作宣传折页、宣传画 3 500 余份，积极动员孕前已婚育龄妇女接受优生检查及补充营养素，全年全县接受优生检查人数 3 836 人。开展门诊和农村巡回服务，为生育期夫妇开展健康教育知识讲座，共提供免费服务 3 200 人次。开展“一对一”的孕期随访服务，对全县孕期妇女每月开展一次上门随访服务，并建立健康档案。组织服务小分队，在全县 19 个乡镇的 63 个村委开展中老年保健巡回服务。与县教育局合作，进入全县 24 所初级中学开展青春期保健服务。全年提供健康教育知识讲座 325 场，参与人数 16 900 人次；提供健康检查服务 28 487 人次，提供健康咨询 1 682 人次。2010 年提供各类家庭保健服务约 3.8 万人次，县财政为此拨付经费 78 万元。该站积极动员孕前已婚育龄妇女接受孕前优生检查和妇科病检查，共有 3 864 人接受孕前优生检查，17 408 名育龄妇女接受了生殖道感染干预工作。2010 年由县计生服务站协助县工业园区计生办，深入企业开展“五送两免”活动，即送安全套、环孕检、妇科病查治、体格检查、计生政策宣传，免收所有服务费、免费帮计生对象邮寄计划生育证明等，一年来提供服务 1 000 多人次。

从 2006 年到 2010 年，全县共有超过 12 万人次直接接受过家庭保健服务，间接受益人数超过 30 万人次，受益人数占全县总人口的 62.5%，有效提高了全县群众的健康意识和水平。因此，该县被确定为“中西部项目”全国最佳实践案例。也因为项目的实施，该站目前已经具备了“新农合”、城镇居民医疗保险等社会保险资格。

b. 乡、村级计划生育服务机构服务现状。吉安县乡级计划生育技术服务站主要负责统计出生和节育情况、查环查孕。目前，绝大多数乡级计生服务站都不从事有关计划生育手术工作，比如上取环也是在乡镇卫生院进行。乡镇一级的技术服务人员的人事管理属于县计生部门，每年乡级服务站的服务人员全部都要分期安排到县服务站跟班学习 1 个月，而其他诸如财政管理等都归乡镇政府。2007 年各乡镇依托服务所，成立乡镇家庭保健服务所，增设健康宣教室、健康咨询室和健康检查室；各村委会依托村计生服务室和村卫生医疗室，成立村级家庭保健服务室。2008 年以来，乡镇和村级家庭保健服务机构都配置了身高体重测量仪、血压测量仪等设备，使得乡、村两级都有条件开展基本的健康检查。乡镇家庭保健服务所在健康教育方面，主要利用计划生育人口学校、健康宣传栏宣传家庭保健知识。在健康体检方面，开展身高、血压、体重、视力的检测，同时为育龄妇女开展妇科病检查。村家庭保健服务所主要进行保健知识的宣传，一些有条件的站（所）还开展了简单的体格检查。2009 年，吉安利用国债资金对部分乡镇计生服务所进行改扩建，并且对每个乡镇投入 8 000 元，购买统一规范化设备，使全县 19 个乡所一次性全部规范到位，提前完成了省、市分两年规范到位的任务。

② 县、乡、村妇幼保健服务机构现状。

a. 县级妇幼保健服务机构服务现状。吉安县妇幼保健院现有职工人数 56 人，拥有病床位数量 30 张，年就诊人次为 35 040 人，设有妇科、产科、儿科、妇女保健科、儿童保健、生殖健康科等功能科室。县妇幼保健院实行以保健为中心，保健与临床相结合，以保健促临床的管理方法。它的服务功能主要分为保健和临床两个方面，保健方面主要是进行孕产妇保健和儿童保健，而临床方面则主要是妇科和产科。具体包括孕前、孕期、产后的保健服务，妇科病普查，孕产妇保健工作，妇科病普查工作，儿童保健工作以及每季度下乡督查一次指导基层妇幼工作，对基层妇保人员进行培训，进行出生缺陷监测等。

该院每年都对县直机关、厂矿、学校等单位的已婚妇女进行妇科病的普查普治，2011 年检查 382 人，查出患妇科病总数 228 人，还有 1 例早期原位癌。在全县查治妇女 12 746 人，查出妇科病 4 676 人。吉安县妇幼保健院每月 15 日在保健院宣教室，利用 VCD、电视、小讲课等形式进行育儿知识和孕产期保健宣教，2011 年全县接受健康教育的孕产妇达 6 000 多人，面对面宣教的 8 000 多人。该院还广泛开展妇幼保健知识的宣传工作，组织医务人员在街头集市进行宣传，利用画报、黑板报宣传计划生育、孕产期保健，母乳喂养等保健知识。2011 年分别在县城主要街道及乡镇集市进行孕期保健及儿童保健等宣教工作 4 次，发放宣传册 2 000 多本，面对面宣教 2 400 多人。

b. 乡、村级妇幼保健服务机构服务现状。乡级妇幼保健工作由乡镇卫生院的妇幼保健医生和儿童保健医生负责,村级由乡村医生负责。乡镇卫生院长期有母乳喂养、孕产妇健康教育读本及宣传栏,向孕产妇及儿童母亲宣传母乳喂养、科学育儿、住院分娩的好处及围生期保健知识。同时,乡镇卫生院每月还要召开村级保健员例会,以会代训提高村级保健人员的业务水平。村医主要是协助乡镇卫生院从事公共卫生方面的工作,比如防疫保健、体检、高血压、糖尿病、精神病的上报,但是他们也通过给村民看病自己获得收益。

③ 县、乡、村计划生育和妇幼保健服务机构职能分工和互动关系。

目前,吉安县的计划生育和妇幼保健机构之间没有很多的互动关系,但是由于两个机构工作职能上的一些要求,也存在着协作和沟通。另外,由于人口计生事业是一项社会系统工程,不论是管理、服务还是优惠政策的落实,牵涉政府的各个部门,也造成了两个部门的一些合作。比如:计划生育技术服务机构在下基层进行健康检查的时候,由于技术力量不足,会主动邀请妇幼保健机构的技术人员参与检查。从 2009 年 10 月起,卫生部门开通出生实名登记网络管理系统,各医疗卫生机构及时将住院分娩信息录入该系统,公安部门实行凭计生部门介绍信办理新生儿上户手续。卫生、公安、民政等部门每月定期向当地计生部门通报住院分娩、儿童免疫、新生儿上户、婚姻登记等信息,实现了人口信息资源的共享。在该县实施“家庭保健”项目时,把乡卫生院、村卫生室也纳入全县家庭保健服务网络建设之中,实现了计划生育和卫生服务机构相互补充、相互协作的良好局面。同时卫生部门还抽调资深医师协助家保中心下乡,开展有关中老年健康咨询和妇女乳腺检查等服务活动。

(2) 农村中老年妇女生殖健康需求现状。

此次调查中发现,吉安县农村留守中老年妇女人数较多,中老年妇女存在着生殖道感染率高,预防保健知识水平低,接触健康教育的途径少、不能正确认识老年性生活等问题。她们希望能够获得低费、免费、就近的预防保健和检查、治疗,也希望能够有专业的或者方便的途径获取有关的健康保健知识。

某妇保医生说:“中老年妇女一般就是炎症的多一些,癌症听的少,村里八九十岁的女的很多。没有人说过、咨询过与性相关的问题。”一位计划生育技术服务人员说:“关于更年期,问的人少,但是群众谈论的其实就是更年期的症状。我们这里的女的40多岁就当婆婆了,带小孩,所以很多拒绝夫妻生活。这样引起家庭矛盾和冲突的也有。”“有人说自己老是晚上睡不着、月经不规律、心情烦躁。”一位从事多年妇科的医生说:“在以前的农村,肿瘤、炎症和围绝经期的症状少,但是现在多了。她们一般都是症状很严重了,才到医院来看病。我今天早晨刚看了一个绝经期功血的,还有一些精神症状。也是因为出血很严重了才来的,走路都头晕,还有炎症……”。某妇幼保健院院长提道:“我在门诊遇到的主要也是功血的,她们如果不是大出血不会来就诊的,因为一般严重贫血会引起头晕,甚至晕倒。这方面病的原因多是更年期引起的,一般绝经后就没关系了,但会反复发作,导致抵抗力下降,有的会持续5~6年。很多人都不来看,是因为觉得月经不正常也没什么。”

一位45岁的妇女说:“我知道更年期有头不舒服、心情烦躁的,是看电视知道的,平常也看心理的、养生健康的节目。希望给老百姓多点检查身体,多讲点健康知识,尤其是卫生知识。”“农村人到50多岁,就基本没有夫妻生活了,带小孩了。可能老公还有需要,但是也少了,一年就1~2次。”53岁的一位妇女说:“有些单位来检查身体,本来没什么病把小毛病说得好吓人。有些医院就是来要钱的,不是诚心诚意来给人看病的。有人在他们那里拿药要几千块,还有两个把人家子宫都切掉了。”49岁的妇女曾某说:“我们需要必要的身体检查,主要是妇科病,还有现在糖尿病、肥胖病的在农村也不少,希望能有人来给我们讲讲……”

(3) 各级健康服务机构提供中老年妇女的服务与需求之间存在的问题。

① 计划生育技术服务机构的服务能力有待提高。

人口计生工作正处于由重行政管理向重优质服务转变,由提供计划生育技术服务向提供生殖健康、家庭保健服务转变,由于当前的计划生育技术服务队伍人员知识结构单一,所以难以胜任新的工作任务。比如在“家庭保健”项目中,需要对青少年、妇女和中老年人进行相关的咨询、健康教育和健康检查,如果不具备相关的专业知识和素养,就会影响拓展服务的水平提升。因此，当前的人口和计划生育技术服务工作应当需要更加专业化的队伍，通过各种灵活方式加强计划生育技术服务队伍的专业化建设。

某乡镇计划生育技术服务站站长说："老百姓当中问题大的有心血管疾病、高血压、骨质疏松、内分泌失调、更年期综合征、绝经期的功血、老年性阴道炎、尿路感染等。但是她们一般来了就是咨询，我们根据她的情况初步检查，然后告诉她到县医院去检查。现在我们的服务能力还是不足，我们也没有治疗的药物，所以只能介绍他们去县医院。我们的内科力量几乎为零，我们这里发现问题，提供一些初步的判断，治疗我们提供不了。"

② 基层健康服务机构的服务能力不足。

2006 年，吉安县进行了"生殖健康家庭保健服务需求"的调查，调查结果显示该县农村群众对生殖健康和家庭保健的需求主要集中在妇科病预防及查治上。被调查对象中有 91.2%的人都反映了这样的需求，说明群众的生殖健康需求是比较高的。但是相反，有 71.2%的服务人员认为自己的服务技术及理论知识比较欠缺。大多数基层健康服务机构的服务人员认为自己缺少家庭保健和健康教育方面的知识，他们当中只有十分之一的人到过省级以上的医疗机构进行过为期三个月以上的业务培训，其他人只接受过县一级医疗机构的 10 天以内的短期跟班培训。而这种短期跟班培训只能通过简单的实践去提高技术水平，学不到系统的理论知识。加之由于受到基层健康服务机构的财力影响，许多单位不愿意派人到外面去培训，也不愿意鼓励技术人员去学习，使技术人员的知识和技能得不到及时的更新和调整，使得服务能力和群众需求的不平衡进一步加剧。乡镇卫生院设备陈旧、投入少、仪器器械不足，很多项目都开展不了。

某妇幼保健院医生说："妇科病其实是我们主要的服务内容，但是每年要求进行妇科病普查活动，都开展不了，因为妇女同志都不来。虽然通过基层村委积极发动了，但是效果还是不行，确实是群众意识差，另外我们宣传也不到位、设备和人员也满足不了现在的要求。加之我们产科的任务多，所以保健这块相应地并没有做得很好。"

③ 群众的生殖健康需求日益增长。

随着农村生活水平的提高，群众对生殖健康和家庭保健的需求日益增长。如今，新农村建设步伐的加快还会进一步加快这种需求的增长。正如上述的专项调查结果中提道:“在农村,原来农民收入有限,只能解决温饱问题,对自身的健康问题关心很少,除非身体出现了严重不适,才被迫到医院求医问药。现在不同了,农民生活水平提高了,不但要吃得好、住得好,还要追求精神享受,对自身的健康也越来越重视,不但有病要及时看病,还希望能够通过各种方式预防各种疾病,使自己延年益寿,尽情地享受美好的生活。”

随着农村信息化建设步伐的加快,各种有关身体健康和家庭保健的知识通过电视、收音机、报纸、杂志等传媒送到了千家万户,广大群众知道保健、预防的重要性和必要性,从而也产生了生殖健康家庭保健的需求。

④ 群众的健康保健受到经济和认识水平限制。

由于群众的健康保健意识水平较低,同时由于担心看病会造成家庭较大的经济负担,所以目前群众虽然存在着较高的健康保健需求,但是实际需求健康保健的行为却不高。

一方面,群众怕看病花费太高造成经济负担。虽然他们一般都参加了新型农村合作医疗,但是“新农合”只报销住院的部分,一般的门诊或者药物费用、简单的治疗费用都不能报销,或者报销的比例很低。因此,如果她们没有其他的保险,就把钱看得很重,“怕看病、怕检查”。有的群众说:“发钱就去检查,不给钱就不去。”

另一方面,农村中老年人的健康保健意识不强,常常会不在意身体的小毛病,以至于小病拖成了大病,造成无法挽回的后果,延误了治疗的最佳时机。由于留守儿童在家,留守的农村妇女要照看孩子,所以大多数人都是“有点不舒服,拖下就过去了”。一位医生说:“我觉得中老年妇女在基层检查的比较少,她们看个病一点都不方便,实在拖不过来才来看。一般遇到非常不舒服了才来看病,来看了就是要点药。看一次就走了,以后也不来了。”“自己感觉到很不舒服了她们才到医院来检查,没有主动来检查的。”

(4) 对吉安县农村中老年妇女生殖健康服务的建议。

① 提高基层健康服务机构的服务能力。

导致生殖健康和家庭保健服务水平滞后的原因是多方面的,因此加强基层健康服务机构的服务能力建设,提高技术服务水平、满足群众需求的对策也是多方面的,需要各方共同努力,采取综合措施才能加以解决。

首先,应该通过培训平台,加强对基层健康服务人员进行经常性的业务培训,提高他们的专业素质。还要放宽眼界,把本县的一些业务骨干和主要的技术人员送到国家、省一级的医疗机构进行系统的业务培训和知识更新。

其次,改善、更新服务网络的技术装备和服务条件,先进的技术装备和良好的服务条件也是提高服务水平的一个非常重要的方面。这样,才能够为群众提供更好的服务。

② 提高中老年妇女的健康保健意识。

通过开展多种形式的健康教育,使广大群众增强自我保健意识,促进各种健康行为的养成。比如,有位村妇女主任说:“我觉得在提高中老年妇女的健康保健意识方面,应该注意到老年人的特点。如果能够对她们身边的儿媳妇和女儿进行宣传,再由她们对老年人进行宣传,她们可能会听的。”说明,在对中老年妇女进行宣传教育的时候,不能采用既往“填鸭式”的教育,应该考虑到她们如何能够“消化”知识——即有效将健康知识内化。

因为,中老年人在基层接受很多所谓的“免费检查”,其实是借此进行过度医疗,已经造成了她们对“免费检查”的不信任。正如一位计生专干所说:“我觉得进行宣传的时候,可以到基层来放电影,前面放点宣教的片子。村卫生室可以多准备点适合各年龄段发放光碟和宣传册。不然老百姓会觉得发免费卡、免费检查都是骗人的。现在小规模的下乡检查和治疗,群众觉得不可信;大规模的免费接送检查的,查出病还觉得是被‘宰’了。现在最小的和最老的都在家,最好能以直接感观的教育”。还有一位妇女说:“以前村里发现一例宫颈癌,也是自己来检查出来的。后来有卫生组织的妇科病检查,全村的人都来了”。说明在进行健康教育和宣传的时候,用事实说话可能更有效。

③ 提高基层健康服务人员的服务意识。

乡、村两级健康服务人员是直接面对服务对象的,因此他们的服务意识也应该得到逐步提高。应当根据乡、村两级服务机构的服务能力和现状,对乡级技术人员重点培训他们对健康教育教材的制作和使用能力,同时提高其服务意识。对村级技术人员重点培训妇科病、常见病的科学知识、培训交流沟通能力和技巧,提高服务意识和宣传、动员的能力。

因为,群众的健康需求是多样性的,前来参加服务活动的群众有时候可能会有多种多样的健康问题需要向服务人员进行咨询。因此，服务人员绝对不能向群众提供错误的信息，也绝不能一无所知，否则会失去群众的信任。特别是健康咨询的医务人员，最好能具备全科医师资格。要以高质量的服务吸引群众，不能够只是靠纪念品吸引群众参与，应当逐步过渡到靠服务质量和服务内容来吸引群众的参与。

④ “以需定供”提供服务内容和建立服务机制。

吉安县通过生殖健康家庭保健项目的实施，已经在当地群众当中赢得了口碑，尤其是当地的中老年人中。有家庭保健中心服务人员说：“我在下乡对老百姓进行服务后，老百姓还问下次什么时候来检查啊?”说明实实在在地为老百姓服务，为老百姓考虑，就会赢得他们的信任。

面对当前农村中老年妇女的生殖健康需求增多的问题，应该将中老年妇女的健康保健问题给予更多的满足。比如以往的妇科病普查，一是没有将 45～64 岁的中老年妇女全部纳入；二是普查都是项目形式的，没有形成规范化、长期化的模式。建议最少应该每年对其进行一次体检，排查妇科疾病。一位 45 岁的妇女说：“我从来没有参加过身体检查，因为头晕不能坐车。希望政府每年来村里检查，通知到户到人。”

为了避免引起老百姓的不信任，在对农村中老年妇女进行检查的时候，不能卖药治疗，更不能卖保健品，给予其低费和免费的治疗才能吸引她们，可能更好地获得她们的信任。比如吉安县妇幼保健院开展的公共卫生项目，由国家出钱，是完全免费的，他们只对服务对象进行告知和检查，从不开药治疗，群众可以自愿选择去哪里治疗，这样就避免了群众不信任的问题。该院院长说：“项目实行三年后，现在一通知，老百姓都知道不吃饭就过来检查了。”

4. 重庆市永川区农村中老年妇女生殖健康需求与服务机制

(1) 区、乡、村计划生育/妇幼保健服务机构服务现状。

① 区、乡、村计划生育服务机构服务现状。

a. 区级计划生育服务机构服务现状。永川区计划生育技术服务站同时还挂牌“集爱医院”“生殖健康科教基地”“生殖健康家庭保健中心”和“家庭健康教育中心”四个名称，体现着这家技术服务站的多元化功能和蓬勃的发展能力，是一家集计划生育、生殖健康、临床医疗、健康教育于一体的健康服务机构，作为重庆市永川区计划生育技术服务的中心，该站承担着全区常住人口和流动人口的计划生育、生殖健康保健服务。同时，该站作为“中西部生殖健康家庭保健项目”、国家“免费孕前优生健康检查项目”和“生殖健康促进计划项目”的项目点，目前全面开展了孕产期、青春期、母婴期和中老年保健等家庭保健服务以及孕前优生健康检查工作，拓展了优质服务的范围和内涵。2010 年为了确保孕前优生检查项目开展，该站申请到新增编制两个，并且将国家孕前优生健康检查试点对象拓展到辖区所有居民和流入人口，提高人均检查费用标准到 300 元。同期还投入 100 万元对全区所有计划生育奖励扶助和特别扶助户开展了免费健康体检活动。2011 年，该站投入 200 余万元建成“家庭健康教育中心”，全力打造以人口国策、生殖健康、家庭保健教育为特点，集宣传教育、场馆展示、健康指导、信息采集为一体的 2 000 平方米的大型生殖健康科学教育基地，开展涵盖人的一生的生殖健康科普教育活动。“十一五”期间，该站发放“福施福”2 万余份，发放出生缺陷、生殖健康宣传材料 20 余万份，开展生殖健康普查 95 万余人次、青春期教育 12 余万人次、中老年保健 2 万余人次。2010 年孕前优生检查项目参检 1 500 多对新婚夫妻，2011 年参加检查人数达 6 000 余人。

该站还承担着对街、镇、村计划生育技术服务机构的技术指导职能，主要包括技术培训、进修以及该院中级以上技术人员每月一次分片区到基层计划生育技术服务机构坐诊，提高当地服务水平。

该站作为一个按照二级专科医院设置的临床医疗机构，目前拥有妇科、产科、男科门诊以及儿童保健科和预防接种科。该站为全额拨款事业单位，财政每年拨款 100 多万用于业务开支和编制内人员工资。现有编制 42 人，但是实际工作人员 177 人，其中专业技术人员 122 人，高级职称 7 人，中级职称 23 人，包括永川区妇产科学科带头人 1 名。

b. 乡、村级计划生育服务机构服务现状。2010 年以来，永川投入 200 余万元用于镇街服务站标准化建设，全部服务站均达到标准化要求，基本硬件建设及基本设施设备全部配齐。并且，针对计划生育基层服务站存在的力量不平衡、管理不规范、人员素质相对较低、结构层次不合理等问题，突破现有人事制度，整合人力资源，不断优化计生体系结构，完成了技术服务队伍管理体制改革。在全区范围内实行了服务站站长竞争上岗和人员调动，将镇街服务站人、财、物的管理权由镇街管理调整为由区计生委直管，加大区计生委统筹管理力度。

目前，镇街一级的技术服务机构的工作主要包括每年2次的生殖健康大普查、查环查体等。但是，目前每个月的计划生育技术服务方面的工作量非常少，比如调查某乡镇计生服务站每个月的上取环工作才5～6个，所以大量的工作都是宣传、培训、健康咨询，比如像免费孕前优生检查等工作。

② 区、乡、村妇幼保健服务机构现状。

a. 区级妇幼保健服务机构服务现状。永川区妇幼保健院是全区的妇幼保健中心和产科急救中心，属于全额拨款的事业单位，现有人员212人，其中有编制人员96人，自聘116人，拥有业务用房12 000平方米。基本职能分为临床医疗和预防保健两部分，其中临床工作包括妇科、产科、儿科、新生儿科、儿保、妇保等；保健工作有基层技术指导、信息收集、健康教育等。

该院目前以降低孕产妇死亡率和儿童死亡率为工作重点，加强孕产妇保健和儿童保健两个系统管理，年均门诊量为16万人次，其中包括占全区约三分之一的住院分娩以及产科急救和高危孕产妇管理。为加强辖区妇幼卫生水平，除了临床服务以外，该院还积极开展了以下工作和活动，诸如对服务对象进行健康教育和健康促进，宣传孕期保健和儿童保健知识，对辖区妇幼保健机构进行技术指导和产科质量考核，对妇幼卫生信息管理进行检查和指导，对全区各医疗单位从事母婴保健技术服务人员进行相关知识的培训、考核和验证，为服务对象进行免费婚检，对新生儿进行疾病筛查，组织对新生儿死亡的评审和流行病学调查，对托幼机构的卫生保健管理，为儿童进行健康体检和血铅筛查以及计划生育、妇女病普查、初级卫生保健、出生缺陷监测等工作。同时还负责一些重大公共卫生项目，比如农村孕产妇住院分娩补助、补服叶酸、对农村35～59岁的妇女免费进行乳腺癌、宫颈癌筛查、预防艾滋病、梅毒和乙肝母婴传播项目、结核降消项目等。还在政府资金支持下，对当地农村贫困、留守儿童进行了免费体检。2011年，永川妇幼保健院开办孕妇学校41期，参加人数为1 039人；举办家长学校53期，参加人数为1 843人，共为15 224名农村妇女进行了宫颈癌检查，2 058人进行了乳腺癌检查。

b. 乡、村级妇幼保健服务机构服务现状。乡镇一级的妇幼保健工作主要由乡镇卫生院完成，每个乡镇卫生院都有专职的孕产妇保健和儿童保健人员，负责辖区妇幼信息管理和重大公共卫生服务的实施；而村一级的妇幼保健工作则由村医完成。永川区近年来加强了对于镇街卫生院（社区卫生服务中心）的产、儿科建设，提高了镇、街卫生院（社区卫生服务中心）、村卫生室的妇幼保健服务能力。

③ 区、乡、村计划生育和妇幼保健服务机构职能分工和互动关系。

由于永川区计划生育技术服务站兼有临床医疗的功能，也具备了相关资质，因此该部门除了计划生育、生殖健康保健等方面的职能外，也从事妇科、产科等工作；而永川区妇幼保健院则是全区妇幼保健的核心部门，同时也具备从事相关的计划生育技术服务的资质，比如上取环、人工流产、结扎等。

2010年以来，永川区坚持每个季度召开“人口计生联席会议”，在“大人口”的概念下，通过部门人口信息共享机制，已经实现了计生、卫生、公安等部门的信息共享，逐步实现了各部门人口信息互联互通和业务协同。同时在开展打击“两非”行动中，永川成立了打击“两非”行动领导小组，妇幼保健机构在建立完善孕产妇情况、婴儿死亡报告、住院登记实名制度等方面也要按照规定实施。这些，可以认为是在县级层面上实现的计划生育和妇幼保健服务机构的合作。

在乡、村一级，两个机构在进行健康教育、宣传发动时有过紧密的协作，因为两个机构的宣传对象和宣传内容有一定的重合。同时，在基层进行有关基础数据的统计时，两个部门会相互借鉴和沟通。而在妇幼机构的儿童保健和孕产妇保健工作中，计划生育部门都起到了一定的帮助作用。比如基层反映在儿童保健工作中，一般由镇卫生院儿保医生通知村医进行儿童信息的收集。但是村医没有能力对全村人进行告知，便会转告村主任进行通知。而村主任往往会告诉计生专干，再由计生专干通知各村组长，最后由村组长通知各家各户符合要求的孩子到村医处进行系统登记；在孕产妇系统保健中，孕妇到妇幼机构进行检查、建立档案，但是建卡后还要到村计生专干处填表备案，以便计生专干在其孕期6～8个月时每月询问一次孕妇情况，跟踪了解胎儿的出生情况，并在孩子出生后给予产妇及时的避孕指导。实际上在基层，计划生育和妇幼保健的工作已经由各自工作的特性而发生了某种程度的相互协作。

(2) 农村中老年妇女生殖健康需求现状。

首先,农村中老年妇女对更年期和生殖系统疾病问题存在需求。比如区妇幼保健院某妇科医生说:“农村中老年妇女在更年期遇到很多问题,给老百姓带来的各种疾病,对于老百姓的影响很大,但是她们求医无门。我记得有个绝经后的病人,自己觉得不舒服,有症状,就去神经内科、消化科看病,但是都没有问题,还花了 3 万多元。后来妇产科看,我给她补充激素三个月就康复了。”另外一名妇科医生说:“农村中老年人的问题主要是生殖健康的问题,其中又以围绝经期的问题为主。如果能提高围绝经期的保健水平,对妇女的健康大有好处。因为雌激素的靶器官有一百多个,特别是骨质疏松和心血管疾病的预防。”某计划生育技术服务人员提道:“前几年,永川做了一个绝经后妇女的取环问题的调查,发现数量很多。但是村里 45 岁以下的都出去打工了,所以去指导站检查的 50 岁以上的自己觉得不好意思,就不去了。通知她们取环也觉得没关系。”“很多妇女出现尿失禁、尿频、尿急,没有感染的问题,都是松弛引起的。”56 岁的一位妇女说:“我们村里子宫肌瘤、子宫内膜炎、白带多的人很多。有一个乳腺癌的,做了三次手术了。我也有类似更年期的症状,不舒服,这里疼那里疼。我们中老年妇女需要更多的知识,饮食的、妇科疾病预防的,最好有专家来给我们讲讲。”

其次,农村中老年妇女对正确认识中老年性生活存在需求。区计生服务站某医生说:“有一对夫妻本来是要离婚的,主要是男方嫌女方阴道松弛。后来在我这里进行治疗,5 次就有效果,男方主动不离婚了,还陪她来治疗。”区妇幼保健院某男性科医生也提道:“妇女围绝经期的问题,也需要男性参与。男性的更年期保健,也很重要。近来老年男性的性病、艾滋病的增加,就与更年期妇女较少性生活有关。”某村计生专干说:“有妇女对我说她过性生活的时候疼,不敢过。”某乡镇卫生院医生说:“我下去为群众检查身体的时候,常见妇女的阴道炎、宫颈炎很多。更年期的也有来就诊的,主要是心烦意乱、睡不着觉、性生活方面的问题。”一位医生特别提道:“我在门诊时遇到病人的情况,大多数是更年期性生活的不和谐问题。有个病人来咨询,第一句话是‘我老公贱得很’。经了解才知道她丈夫对她很好,每个月的钱都交给她。但是老婆不愿意过性生活,丈夫就在家里胡闹。只好每个月自己拿出200元让老公到外面‘耍耍’，回来就高兴了。我给她咨询又用药，1年后她可以接受她老公了。”一位妇女也说：“我分居10多年了，不愿意和丈夫在一起。作为女同志不需要性生活，但男的需要，丈夫会说些不中听的话。40多岁时就觉得不需要了，就分居了，分了也有矛盾。”某乡镇卫生院医生说：“有些妇科病，男方有很大的责任，没有那方面的卫生意识，不管三七二十一，反正我也不会得病，不重视女方。”

第三，农村中老年妇女对中老年健康保健常识存在需求。某乡镇卫生院院长说：“在给中老年人讲课的过程中发现饮食、运动等保健常识以及疾病预防等知识是她们急需的，特别是骨质疏松、糖尿病、高血压等。”某村妇女说：“村里有人得病了就自己买药吃，乱买药，也没有知识。村里有个人舌头上长了泡，自己买了5盒药自己吃，结果舌头上起满了大疱，还死了。”45岁的一位妇女说：“我现在妇科病比较严重，自己觉得性生活时不舒服，就跑去医院看。农村妇女没有接受过（健康知识）培训，只在电视上看过一些，一般都自己有毛病了才去看，有时通知检查了自己（觉得）挺好的也不去。”

(3) 各级健康服务机构提供中老年妇女的服务与需求之间存在的问题。

① 对农村中老年妇女生殖健康需求的忽视。

永川区农村同样面临着年轻人外出务工，而中老年人，尤其是中老年妇女留守家中的问题。当地的中老年妇女的生殖健康需求和有待解决问题的比较多，但是由于有关健康服务机构对服务对象的侧重点不同，因此这一部分群众的生殖健康需求往往被忽视了。一名60岁的妇女讲道：“现在都是检查不要钱，但是拿药很贵。计生上的、卫生上的检查，都是要求60岁以下的或者50岁以下的，所以有的时候我也不去。我的心愿是如果能自个掏点钱，国家再帮衬一点，能够做个大检查就好了。”61岁的妇女王某说：“两三年前也检查过一次身体，没有病，后面年龄大了就不检查了。有些健康检查也不是要求我们这个年龄的，都是我自己要去的。”

② 农村中老年妇女的保健意识比较缺乏。

由于乡、村级保健机构对健康教育认识水平有限，健康教育宣传途径和方式单一，大多数农村妇女文化程度低，接受能力有限等因素使其自我保健意识仍然比较落后。某乡镇卫生院医生说：“我主要每年下去做妇科病检查，但是一般都完成不了。因为妇女一般不在家，每个村的妇女不是太积极。在家的妇女太少了，一个村每天能来个百来人，基本上是婚后的。自己觉得没有不舒服，就不去了。""以前开展了妇女病普查，进村去进行检查，但是来的人比较少，外出打工的多，她们是不是能在外进行检查也不知道？""要做的对象不在家，不做检查的都在家。"一位医生说："现在是患者查出毛病后，小病愿意治疗，但如果是大病则不愿意治疗，就放弃了。其中经济是个问题，另外有些本来不知道有病，也没什么症状，但是我们给她查出病让她治疗，她们还不相信，以为我们骗钱。再有就是如果做了手术，家务事没人做。"一位 46 岁的妇女说："当地卫生院也通知去检查身体，但是没有去过。喊得去，没得病，不想去。"群众也反应："我们这里计生服务站和卫生院，还有私立医院来健康检查的多，文化知识多的回回都去，低的不去觉得没有病。有知识的不管是什么检查，都知道为自己好，所以都去的，但是文化低的怎么都不去。"

③ 基层健康保健服务能力有待提高。

基层妇女保健工作主要由乡镇卫生院的妇保人员和计划生育技术服务站承担，由于两个机构的工作重点不同，职能分工不同，加之其他一些因素，使得基层健康保健服务能力不足。比如保健人员配备不足、人员队伍不稳定、硬件设施简单等。乡镇一级妇幼保健机构承担的基本公共卫生服务、重大公共卫生服务项目使之保健范围不断扩大，任务加重，致使妇幼保健人员力不从心；而计划生育技术服务部门受到服务范围的限制，不能进一步拓展对中老年妇女的保健服务。如此，基层健康服务机构的竞争力也受到了限制。某乡计生服务站站长说："计生的近十年，在不断地丧失技术服务的能力和阵地，尤其是在乡镇地区，人才引进很难，业务削弱了。"而乡村医生的待遇低，还要承担许多基层健康保健的任务，因此也不容易留住人才，造成了普遍的村医老化现象。一位妇女也说："乡卫生院、村卫生室的设施比较简单，检查往往也不透彻，所以我也没去哪里进行检查。"

④ 绩效工资造成基层健康服务机构工作积极性下降。

基层妇幼保健机构和计划生育技术服务机构现在都是全额拨款事业单位，服务人员有固定的绩效工资，因此大多数人觉得收益比以前减少。因此对于那些效益不好的机构，可能进一步加剧了工作上的滞后和不积极。甚至在此次调查中发现，有些乡镇卫生院基本没有技术人员，也不积极从事健康保健服务，靠国家财政来养活自己，更不能调动他们工作的积极性。而对于那些效益较好的机构，虽然基本公共卫生项目和重大公共卫生项目的实施，服务量增加了，任务也加重了，住院人数和门诊人数都增加了，但是工作人员的收入受到限制，因此服务的积极性还是下降了。某卫生院院长提道："现在县医院和计生站的住院分娩量上去了，是我们转诊的，因为我们都不愿意做了。原来在卫生院生一个小孩，剖宫产 2 000 元就够了，但是到县城的二级医院要 4 000 多元。"另一位卫生院院长也说："实行绩效考核后，激励机制不是很好，重庆自己定了'托底保封顶'的绩效工资，即人员工资有明确的上下限，造成镇街卫生院的积极性有所下降。虽然每年服务量增加 25%，但是收入还是 2009 年的水平。因为不想多服务，技术力量下降，好多基层医生都不干活了，出去挣钱了。好多医生的子女也不学医了"。

因此，本来是为了减轻群众的看病负担而实施的医疗改革、事业单位绩效工资改革，结果激励机制不到位，反而影响了服务的可及性和有效性。可能反而促使群众被"排挤"到上级医疗机构就诊，医疗费用比原来还要多，新的看病贵看病难的问题出现了，是否会因此而造成医疗改革的失败？这是值得深思和认真调查的问题。

⑤ 基层健康服务机构缺乏竞争力。

由于医疗市场的混乱，私立医院经常利用免费检查的宣传手段吸引群众进行健康检查，在治疗过程中，却进行过度医疗和高收费治疗，结果导致老百姓不再信任这种"免费检查"，连公立医疗机构的服务也不被老百姓信服。如某医生所言："私立医院夸大治疗，抢占市场，老百姓连我们都不相信了。中老年人的生殖健康保健一是现在没有人管，二是都被其他人拉走了。比如私立医院给予她们免费检查，高费治疗。我们计生的、卫生的低费和免费的服务甚至没人来。"另一位医生也提道："2007 年的时候，我们做健康教育和普查，人还是挺多的，每天到村里有 100 多个人。但是现在，连做'两癌筛查'基层群众也不想参加。前年我去一个镇，做妇女病检查，结果已经是第三个来检查的单位了。因为前面来了两个私立医院的……"。

(4) 对永川区农村中老年妇女生殖健康服务的建议。

① 依托项目，进一步探索人口和计划生育工作公共服务职能转型。

计划生育技术服务机构作为公共卫生服务系统的组成单位，除了目前所从事的计划生育和生殖健康保健服务，应该进一步探索人口和计划生育工作公共服务职能转型的可能，拓展服务项目，弥补目前基层健康服务的不足，提高群众生殖健康家庭保健水平。

目前，永川通过实施“中西部生殖健康家庭保健服务能力建设”项目，已经拓展了其服务范围，初步探索出了区、镇、村家庭保健服务中心(所、室)三级联动的服务模式，推出了“青春期教育进高职院校”等活动，在改善群众生殖健康和家庭保健状况等方面取得了初步效果，应当以项目为依托，进一步扩大服务效果，提高服务能力。将国际合作项目先进成果，即“家庭保健”有机地与计划生育技术服务基本职能融合，建立新的管理和服务模式。这样，既解决了服务体系体制不畅、机制不活、职能定位不准、发展乏力等一系列问题，对我国中西部地区服务体系良性发展和顺利转型做出十分有益的探索，而且能对我国“十二五”基层技术服务体系的建设提供具有典型意义的样本。

② 通过宣传教育，提高群众健康保健意识。

基层群众的健康保健意识普遍比较低，因此导致了她们在服务选择和服务接受时产生了盲目性和消极性。应当通过有效的宣传途径，对农村中老年妇女进行健康保健知识的宣传和教育，增强其健康保健意识。

政府应当加大投入，加强宣传力度。同时在宣传时要有重点，让老百姓知道哪些疾病、哪些原因是属于哪个部门管理的，知道国家有关免费服务的政策和规定。考虑到乡村服务对象的年龄层次结构，应当定期组织有关技术服务人员到基层进行健康知识讲座，可以分村培训，直接下基层到村庄对群众进行宣讲，方便群众接受知识，比如营养学知识、妇女病、性保健和生殖健康知识。

③ 为农村中老年妇女提供可及性高、方便的健康服务。

40～64 岁围绝经期的中老年妇女有许多生理的、心理的、性与生殖健康的问题等，例如包括中老年妇女的取环、结扎障碍、盆底功能障碍、多次生产导致的阴道膨出、生殖系统炎症等、夫妻性生活、理疗等，本身就是现阶段农村健康服务的重点。但是，目前的围绝经期健康保健在妇幼保健和计划生育技术服务机构都是缺失的。因此，如果能够在农村居民身体健康检查、建立健康档案的时候，也同时能够为中老年妇女进行体检、建立中老年妇女的生殖健康档案，就能够为这一部分群众提供更好、更实际的服务。经测算，中老年妇女的生殖健康保健花费主要由健康体检和个体需要的更年期激素补充治疗两个部分构成。每位妇女体检需要300～400元，包括妇科检查、乳腺检查、肝肾功能检查等。而更年期激素补充每个月每人需要90元，如果以补充时间一年测算，约需1 080元。如果连续补充5年，总共需5 400元。虽然需要一定的经费投入，但是这方面的健康检查本身有以下有利之处：一是可以更全面地做好中老年妇女的保健；二是更年期保健是与家庭健康息息相关的问题；三是该问题的解决，可以减轻中老年妇女将来的其他系统的严重问题，甚至可以减轻养老和老年医学相关的负担。

④ 加强计卫合作，提高基层健康服务机构的服务能力。

目前，妇幼保健机构在从事孕产期妇女保健和儿童保健方面发挥着最好的作用，而且技术力量也比较强。计划生育技术服务机构方面，主要在避孕节育、生殖健康保健方面具有较强的优势和网络基础。

因此，在农村中老年妇女的生殖健康保健中，两个机构可以分工合作。比如将生殖健康保健的服务对象分时期划分为若干块，计划生育技术服务部门负责生殖健康中的孕前优生咨询和检查、青春期健康促进、避孕节育、围绝经期保健等预防保健性质的工作；而妇幼保健机构则负责婚前体检、孕期检查、产后访视、中老年妇女临床诊治等临床医疗性质的工作。如此，才能构成完整的妇女保健的各个环节。乡镇人口计划生育技术服务站和乡镇卫生院都是隶属于当地政府管理，可以避免重复服务，合并在一起工作或者进行服务。一方面，卫生院的仪器和设备，检验的能力比计生的强；而另一方面，计生在宣传发动的时候能够发挥更好的作用。所以，如果在中老年人的健康保健中，积极发挥两个部门的优势，进行合作，则能够做到服务全面、组织得当、技术有保障。

5. 贵州省黔东南州丹寨县农村中老年妇女生殖健康需求与服务机制

(1) 县、乡、村计划生育/妇幼保健服务机构服务现状。

① 县计划生育妇幼保健服务中心服务现状。

丹寨县于2003年经县委、县人民政府同意实施“计妇整合”，即县计划生育服务站和县妇幼保健站合并成立“县计划生育妇幼保健服务中心”。在行政上接受县人口计生局管理，业务上接受县卫生和食品药品监督管理局指导。县计划生育妇幼保健服务中心现有编制 40 人,现有工作人员 33 人,其中专业技术人员 26 人。服务项目有:内、外、妇、儿、计划生育、医学检验、X 射线诊断等科目,承担全县计划生育技术服务和妇幼保健工作的宣传与技术指导、咨询和随访、避孕节育手术、医学检查和治疗等。

近年来,该中心发挥合并后的优势,在做好农村计划生育技术服务的前提下,积极发挥自身医疗资源优势,走自我发展壮大的路子。既增强了做好计生服务工作的实力和能力,又较好地支持了乡镇计划生育和妇幼保健服务站的发展,现已被评定为城镇职工医疗保险和新型农村合作医疗定点机构,县人民政府授予其"产科急救中心",已成为集计划生育、生殖健康、医疗服务和妇幼保健为一体的服务中心。

② 乡计划生育妇幼保健服务站服务现状。

乡镇计划生育妇幼保健服务站由乡镇计划生育服务站和卫生院产科合并组建而成。乡镇计划生育妇幼保健站归属于乡镇人民政府管理,业务上受县人口计生局、县卫生和食品药品监督管理局、县计划生育妇幼保健服务中心共同指导。目前,丹寨县乡镇计划生育和妇幼保健服务站编制为 6～11 人不等,现有人员 42 人。服务项目有:内、外、妇、儿、计划生育、医学检验等科目。主要职责是承担育龄群众人口和计划生育政策法规、优生优育、生殖保健知识的宣传教育、避孕节育优质服务、生殖道感染干预、出生缺陷干预为主要内容的技术、咨询服务;开展计生和妇幼卫生的监测与信息管理;负责避孕药具的管理和发放;及时诊治和转诊病人,建立绿色通道。

各乡镇计划生育和妇幼保健服务站在开展计划生育技术服务的同时,积极利用新农合等优势,大力开展内外妇儿科常见病的诊治,尤其是妇产科成为一大亮点,使乡镇住院分娩率逐年提高。既增加了乡镇计划生育和妇幼保健站的业务收入,又有效地实现了经济效益和社会效益双丰收。

③ 村计划生育/妇幼保健服务现状。

村级计划生育和妇幼保健服务力量没有进行有效的整合,目前有的村有单独的村医和单独的计生服务人员,有的村是身兼二职的服务人员。村计划生育妇幼保健室承担育龄群众的人口和计划生育政策法规、优生优育、生殖保健知识的宣传教育;开展避孕节育、生殖道感染、出生缺陷为主要内容的咨询服务;按时向乡镇计划生育妇幼保健技术服务站报送计生妇幼有关资料、数据和信息。

④ 县、乡、村计划生育服务机构与相应层次的妇幼保健服务机构之间的职能分工和互动关系。

目前，丹寨县计划生育和妇幼保健机构完全整合为一个单位，统一了人、财务管理，由单位统筹安排岗位，明确工作职责。整合后，理顺业务工作关系，健全和完善了县、乡、村三级计生、妇保服务体系，形成以“县计生妇保中心为龙头、乡镇计生妇保服务站为纽带、村计生妇保服务室为基础”的计生妇保服务网络，实现了双方的资源共享，优势互补，进一步提高了计划生育优质服务和妇幼保健工作的水平。重大公共卫生项目、两癌普查普治的项目没有做，但是计生做了一些相关妇女病查治的工作，计生要求每两年一次，完成不低于 80%，可以从计生优质服务中提供一些经费。另外的重大公共卫生项目是发放叶酸和降消项目(住院分娩)。

(2) 农村中老年妇女生殖健康需求现状。

丹寨县是经济贫困县，因此有许多中青年人外出务工，使得村庄中留守的中老年妇女人数比较多。根据县计保中心主任说:“丹寨县 40 岁以下的多在外面打工，我们县有 16 万的 20～40 岁的人在外打工，40 岁以后返回家乡的每年有七八千人，其中一半是妇女。”县计保中心的工作人员说:“我们下去查环查孕的时候，应该查的对象都不在家，几乎都是 40 岁以上的在家，90%的小于 40 的都出去了。”可见，农村中老年妇女应该是健康促进工作应该关注的一个人群。该县又是少数民族聚居县，主要少数民族为苗族、侗族等。所以，一方面她们的体力和精神压力都大，既要在家留守从事农业生产活动，又要照顾其他家庭成员的生活;另一方面她们的文化程度普遍比较低，卫生保健能力比较弱，生殖健康知识更是贫乏。

服务人员说:“这些年我们发现的妇科病、乳腺癌和卵巢癌都在增加。由于当地贫困面比较大，她们的健康意识不强，有的时候她们不愿意看小病，一般老百姓只有有病了才来，基本上都是拖了一段时间。”某乡镇计保站服务人员说:“我们这里发现的主要是霉菌和细菌性的宫颈炎、阴道炎比较多。我们检查到的子宫肌瘤的也有，宫颈糜烂的不多”，“现在更年期的过来咨询的、治疗妇科病的也有，甚至县上有更年期妇女因心理问题自杀的”，“今年下去检查时，有个 70 岁的老太，她发现自己肚子长大了半年，像怀孕七八个月的样子。她听到后自己来服务站检查的，发现是子宫肌瘤，可能在肚子里已经长了十几年了。”

某中老年妇女说：“我知道村里面有人查到有病，附件炎、乳腺增生的，前年还有检查到乳腺癌的、卵巢囊肿的。”另一个 40 岁的妇女说：“我比较头疼自己的乳腺增生，有 10 多年了，也去看过，后来越来越严重。去年在电视上看到乳腺增生后果比较严重，到医院检查理疗，烤了一段时间，好了点。但是也没完全好，月经期比较严重。”有一个 50 多岁的妇女说自己在停经时没什么感觉，因为没有注意，七八年后才发现子宫肌瘤。一个 53 岁的妇女说：“我有腰疼、有炎症、白带多，以前有滴虫，现在治好了。腰疼白天没事，晚上睡觉时疼。老公在外面打工，一年回来一次，不愿意用避孕套。我（下身）有个囊肿，因为没有出脓，所以也没有管。”

目前，丹寨县没有针对 40～64 岁中老年人群的生殖健康的专门项目和干预措施。当地和香港的“郭氏基金会”进行合作，由该基金会提供资金购买一些试剂和器材，对育龄妇女的生殖健康进行干预。但是由于是项目，所以受益群众有限。

(3) 各级健康服务机构提供中老年妇女的服务与需求之间存在的问题。

① 基层服务能力建设滞后。

近年来，丹寨县在“计妇整合”后，着重于县、乡级的计划生育和妇幼保健服务网络的建设，从而忽视了村级网络的建设，导致村级服务能力非常薄弱，基层妇幼卫生工作开展有一定难度。乡镇级计划生育和妇幼保健站技术力量不足、设备有限，服务能力也有限。

如乡镇服务人员说：“一般的妇科病我们可以诊治，其他难的需要转诊。我们连基本的东西都没有，心电图都没有”，“乡镇站技术力量薄弱，人手、设备不足。中老年来了一般也是就查个血压，有的不舒服来检查，我们也没有技术力量”，“中老年情况复杂，比如说原来有个村民得了卵巢肿瘤，治过了，现在复发了，让我们判断到什么程度了，我们没能力”，“在基层很难配比较有技术的医生，要配备一个好医生在这里，对提高我们的水平也是有用的”。

有一个乡镇技术人员很明确地告诉我们：“我们的技术力量是最薄弱的，治不好人我们也觉得很遗憾。有些更年期的人来问，月经一年来 2～3

次，我们也知道是紊乱，是更年期，但是无法给她解决，只能建议去上级看。”说明最贴近老百姓的基层健康服务机构的服务能力有限，建设滞后。

② 计生技术队伍不稳定。

近年来，国家对卫生工作越来越重视，对于卫生上的投入越来越多，给予卫生人员的报酬也比较灵活。相比较而言，计生技术队伍中的技术人员感觉到发展的动力减少，加之计划生育技术服务内容单一，业务水平难以提升，职称上不去，工资无法提高，所以产生了“人心思走”的苗头。

③ “计妇整合”面临的新挑战。

计妇整合是为了在资源匮乏地区，综合各方面的优势，有效解决人力资源不足和技术力量不足的问题，这一改革措施在突破计划生育和妇幼保健工作的“瓶颈”时发挥了很好的作用。但是，随着合并后时间的延长，基层计划生育和妇幼保健服务站工作人员发现，原来的工作负担变得加重了。因为，合并后的机构人员没有增加，但是都要帮助完成原来对方的“考核任务”，而且计生和卫生的要求越来越高。在这种双重考核的压力下，完成相关工作的压力就越来越大。相关管理者也发现“在计划生育和妇幼保健机构整合后，虽然住院分娩率好了，但是孕产妇保健和儿童保健管理率又下去了，主要是任务重人手少。”

另外一个方面的问题是，计卫整合以后的服务机构的整体学历水平反而没有得到进一步的提高，甚至不如独立建制时的学历水平。因为惯性思维认为计生的技术要求比不上卫生的，所以在招聘有关技术人才时，就受到了“冷遇”，长久之后服务机构的高级人才将更稀缺。

最重要的是，“计妇整合”没有受到贵州省卫生厅和计划生育委员会的支持，属于黔东南州或者县的独立行为。因此，2011 年省卫生厅有 250 万的设备投入给予各地方妇幼部门，但是在相关文件中备注了“计妇整合县不考虑”。黔东南州州卫生局和省卫生厅对县计划生育和妇幼保健服务中心进行考核，先对计妇整合的县扣了 20 分，因为考核要求县一级必须有独立设置的妇幼机构。以上情况，使得基层工作的走向不明，不得不考虑未来的发展能力和方向。

④ 取消绝育手术的需求。

丹寨县妇女结扎比率相对比较高，但是这种方法对妇女身体健康有一定的影响，技术服务人员也在手术多年后的复查中发现服务对象有黏连、盆腔炎增多的现象。有妇女也反应:“我生过2个小孩后已经结扎了，后来死掉1个小孩，想再生一个，还要复通，以后能不能用其他方法?”

(4) 对丹寨县农村中老年妇女生殖健康服务的建议。

① 进一步发挥“计妇整合”的优势。

作为基层地区突破工作局限性，发挥主观能动性而采取的改革措施——“计妇整合”，在目前遇到了一些发展的阻力。但是，应该看到这种探索性模式在偏远地区、交通不便地区、少数民族地区发挥的“1＋1＞2”的优势。应该进一步完善整合模式，尤其是在村一级，有些职责、任务和管理没有到位。如果在此基础上，能够坚持从实际出发，因地、因人制宜而开展特色鲜明、效果显著，具有影响力和实效性的服务项目，形成非常有说服力的工作典型，就能发挥示范效应，保持长久的生命力。

② 拓展生殖健康服务内容。

应该根据群众的需要，开展受群众欢迎的服务项目。在实际工作中，加大健康教育宣传力度，加深人民对生殖健康的认识，改变她们那些不利于生殖健康的因素和生活习惯，改变人们对生殖健康的态度，优化人们的生活环境，激发起对自身健康的责任感，掌握健康的知识和自我保护的技能，实现健康的生活方式和行为，促进健康水平的提高。积极探索促进目标人群的生殖健康的最佳途径和方法，注重创新和发展生殖保健的服务项目，并且使项目和日常工作相结合，提高运作效率，提高群众满意度。这也是完成该县制定的“十二五”人口和计划生育事业发展规划中提到的“到十二五期末，全县生殖健康科学知识知晓率达到95%以上”的目标的重要途径。

③ 考虑未来“计妇整合”的发展能力。

目前出现的一个新的问题是，现在正在进行事业单位绩效工资改革。同属黔东南州的凯里市编制办已经把“计妇整合”的这种服务中心中的妇幼部分重新分割出去，还给了卫生部门。所以，应当考虑未来“计妇整合”的发展能力和发展方向。如果能够从管理决策层面，先不否定“计妇整合”模式，而是采用更加科学的方法进行设计、跟踪评价和评估这种模式对于当地老百姓的服务能力和服务效果，才是慎重决定其未来的必要手段和方法。

6. 青海省海东市平安区农村中老年妇女生殖健康需求与服务机制

(1) 区、乡、村计划生育/妇幼保健服务机构服务现状。

① 区、乡、村计划生育服务机构服务现状。

a. 区级计划生育服务机构服务现状。平安区计划生育服务站是财政全额拨款事业单位,全站现有工作人员 16 人,其中从事计划生育技术服务的 14 人。专业技术人员中有高级职称 1 人,中级职称 7 人。平安区计划生育技术服务实行“以区站为龙头,乡镇服务站为骨干,村服务室为基础,流动服务车为纽带”的运行方式。平安区站面向全区常住和流动人口的育龄人群开展除引产、男扎以外的计划生育各项节育和绝育手术、宣传教育、技术服务人员的培训、业务指导、督促检查、避孕药具的发放、咨询服务、妇女病的普查普治等工作。

近年来,平安区站在计划生育技术服务的基础上,在遵守国家有关规定的执医范围内,以“康福家”行动为依托,通过计划生育转型,已经把服务重心转移到生殖健康。他们逐步拓展和开展了生殖健康宣传服务及咨询服务,建立了中老年生殖健康档案,定期开展了妇科疾病的检查和随访、跟踪服务并及时治疗。每年定期、不定期到 8 个乡镇进行生殖健康检查和治疗服务,服务对象主要为育龄期群众,两年来已经检查了 8 000 多例。去年开始开展妇女青春期、新婚期、育龄期、围生期、更年期教育,已经把 40～64 岁的中老年妇女纳入服务范围中。比如从去年开始的更年期宣传教育班,来的中老年人比较多。截至调查时,平安区计划生育服务站已经获得了医疗机构资质,同时也成为新农合定点报销单位和城镇职工医疗定点报销单位。

b. 乡、村级计划生育服务机构服务现状。乡、村级计划生育服务机构主要负责对育龄群众的查环和查孕、上环、取环、妇科检查、避孕药具发放、人口信息统计、宣传教育、发放叶酸、常见病的预防和知识宣传等工作。基层计生服务人员一般在孕妇生产 40 天以后,通知孕妇采取避孕措施。一般在集中“三查”的时候开始搞宣传,将育龄妇女集中到乡上培训。但是一般乡镇只进行查孕、查环工作,妇科疾病的检查尚没有开展。

② 区、乡、村妇幼保健服务机构服务现状。

a. 区级妇幼保健服务机构服务现状。平安区妇幼保健院全院有 18 名工作人员，承担全区妇幼卫生保健工作，目前编制已经全满。由于平安区成立了妇儿工委，乡一级也成立了相应的机构，把妇女儿童保健列入了"十二五"规划，所以妇幼保健工作受到了重视。妇幼保健院的首要工作是加强妇女和儿童的系统管理和保健质量。2011 年平安区婴儿出生死亡率 11‰，5 岁以下儿童死亡占 13.57%，主要是意外、车祸导致。2011 年，平安区妇幼保健院对全区入学儿童进行健康检查，建立儿童系统管理。2011 年，该院活产 958 人，住院产妇 955 人，孕产妇建卡率 100%，孕产妇死亡率是 0%。第二项工作是对妇女进行妇科疾病普查工作和 35～59 岁的妇女的乳腺癌普查工作。其中，城镇职工每三年一次进行健康检查，主要是行政事业单位机关的妇女职工，由城镇职工医疗保险报销，定点医院是区中医院，但是区妇保院参与其中妇科方面的检查。乳腺癌普查是重大公共卫生项目，连续三年每年由卫生厅下拨 12 万元，检查全区 2 000 名妇女。第三项工作是由国家专项资金支持的对于孕妇的艾滋病、梅毒、乙肝检测工作。2011 年检测孕产妇 955 人，咨询率 99.06%。第四项工作是实施定点帮扶工作，促进贫困乡镇的妇保工作。第五项工作是积极开展健康促进和健康教育工作，2011 年编印宣传资料 2 000 余份，并制作宣传板，在各种重大节日和纪念日开展健康教育活动。

b. 乡、村级妇幼保健服务机构服务现状。乡级妇幼保健工作隶属于乡镇卫生院妇保科，而村级妇幼保健工作主要由村妇保员完成。乡级妇幼保健工作主要包括妇女保健、儿童保健、住院分娩接生，还需要完成公共卫生项目中要求的对于 60 岁以上的老人的健康体检（血糖血压、乙肝、体重）工作。由于青海地广人稀，乡级卫生院也开车去各乡村进行体检、义诊、健康教育。2000 年，距离城里近一点的村进行了 2 次体检，远一点的 1 次。村级妇保员的工作包括孕产妇系统管理、儿童系统管理、孕妇怀孕以后第一次建卡、高危孕妇信息的告知、向卫生院提供相关信息等。

③ 区、乡、村计划生育和妇幼保健服务机构职能分工和互动关系。

区妇幼保健站主要承担全区的妇女儿童保健工作，而区计划生育服务站才刚开始逐步拓展其服务范围，开展生殖健康系列服务，所以就目前而言，两个部门的工作基本上没有互动和联系。正如妇幼保健站某服务人员所说"现在和计生服务站基本没有联系，就是叶酸发放交给了计生去做。我们每个月就是去计生抄个数据，看看发放的情况。”

但是，从 2011 年 10 月开始，青海省的乡级计划生育技术服务人员已经整合到乡镇卫生院了。所以，在乡、村这一级，计生服务和妇幼服务工作已经紧密联系在一起了。

(2) 农村中老年妇女生殖健康需求现状。

调查地区的农村中老年妇女的比重近年来在逐步增加，从而对生殖健康的需求也在不断地提高。就目前而言，平安区计划生育服务站在工作中发现“农村中老年妇女更年期综合征、老年性阴道炎和抑郁症患病人数逐年增多，甚至老年痴呆症日趋年轻化。一般她们的常见病是妇科疾病”。平安区妇幼保健站也提出“来妇保院看病多是 35 岁左右的妇女，生育期的时候，孩子比较小的来得多。多是宫腔积液，宫颈囊肿，子宫小肌瘤比较多。”平安区妇幼保健站几年前曾和青海省妇幼保健院做过一些调查，发现农村地区的中老年人的骨质疏松的发病率很高。某乡镇卫生院工作人员说：“我发现中老年妇女主要是宫颈炎、盆腔炎、附件炎症比较多，妇女的卫生习惯不是很好。”

某被调查中老年妇女说：“我们不识字、没文化，不懂卫生知识，需要有人来给我们讲讲，但是现在很少。除了大型宣传的时候，有些宣传单，也看不懂最好面对面地宣传。村里食道癌、胃癌、脑出血、胃出血的病比较多，50 岁以上的人里比较多。计生站做的生殖道感染检查里面发现的炎症多一些。”还有人说：“孩子现在少了，壮年的都出去打工了，家里像个庙观一样，冷清清的。心里就是会感觉犯闷，想大吼几声。莫名其妙地也不知道什么原因。”某 55 岁农村妇女说：“我绝经的时候有耳鸣，到西宁去看病，吃药一两个月。脸发烫、多汗、心情不好都有，但是自己不知道这是更年期症状。”

受传统观念影响，农村中老年妇女很少会和专业人员咨询、交流有关“性”方面的问题，遇到这方面的困难往往自行解决甚至默默忍受。在此次调查中，一位 57 岁的妇女在被问及有关更年期夫妻生活方面的问题时，掩面哭泣，情绪激动地讲述说：“我男的（丈夫）和我同岁，身体好，又高又大的，需求比较强烈，夫妻生活从来不管不顾的。男的为所欲为，还有大男子主义。他还在外面找过人，现在也不考虑我的情况。想起这些年过的日子就伤心，不过也没办法……”令调查者深深感受到在农村中老年人群中确实存在着有关性与生殖健康的需求和问题以及其他与健康保健和心理健康有关的需求亟待解决和服务。

(3) 各级健康服务机构提供中老年妇女的服务与需求之间存在的问题。

① 农村中老年妇女的生殖健康意识需要提高。

留守农村的大量中老年妇女文化素质普遍比较低,因此自身的健康意识比较弱,她们对于一般健康常识和保健知识的了解相对比较少。对于性与生殖健康有关的问题,更是受到传统观念的影响,羞于出口咨询和求助。

新型农村合作医疗要求对农村居民进行健康体检,在平安区是通过给农村居民发放价值25元的“健康体检券”或者叫作“卫生券”来完成的。但是被调查中老年妇女说:“村上发过25块钱的券,卫生券。面额有2块、5块的面额”,“这个券真正的用意不知道”,“我的券烧掉了,放在旁边也没用的,领时也不知道是干什么用的”。大多数被调查者根本不知道自己是否参加了新农合,怎么使用的也不知道。一个60岁的妇女说:“我身体平常好着,有关节疼的毛病,疼就随便吃点药,反正腿还能动,劳动也走不开,所以没有去医院看。村里的医生平常也不讲卫生知识,我们打打针买点药,大医院贵去不了。”

区计划生育服务站工作人员说:“前年我们在小峡镇做生殖健康检查,一个60多岁的妇女,其实不是我们的服务对象,也让妇女主任带来了。结果发现严重的妇科疾病。我们开了低费药物进行治疗。在问诊时她认为妇女绝经后就不能性交了,所以她连做梦都觉得很羞耻,我们给她讲了之后她才豁然开朗。我们发现她们需要生殖健康知识,甚至性知识。”

平安区提出让老百姓“一年洗一次澡”的活动,说明当地条件的困难,也说明农村中老年妇女的生殖健康意识还需要进一步提高和加强,让她们能够有能力更加关注自己的身体健康和家人的健康。

② 农村中老年人接受健康教育的途径需要丰富。

青海平安区农村中老年妇女的健康知识来源渠道比较少,一是因为本身文化素质低,二是农村在农忙时间也没有太多时间看书、看电视。她们一般是通过电视节目接受相关的健康知识和健康教育,最喜欢看的法制节目、故事片、饮食节目，比较关注社会、法律和妇女方面的内容。但是她们也提到“健康节目少，并且健康节目讲得太深奥，有些农村也收不到，没有数字电视。”她们渴求一对一的服务，处于保守隐私的目的也不愿意轻易给他人诉说，所以提供更人性化的服务是应当考虑的。

③ 私立医院与公共医疗服务的竞争。

面对市场竞争机制，不管是计划生育技术服务部门，还是妇幼保健部门，都还没有积极融入竞争中，为老百姓提供更加方便的服务，建立更加切实可行的服务机制。某 50 岁的妇女说：“华山医院来车拉人去做检查，当时就要交钱，我们也不相信，就到省医院去检查，结果发现没有病。”

农村中老年妇女渴望一对一的服务，因为随着农村劳动力转移和外出务工人员的增加，造成留守的中老年妇女比重加大，她们由于经济条件差，就医困难，外出就医的比例就更低了，所以有很多人没有接受过大型仪器检查，有的得了病也忍着。在这样的情况下，她们是很渴求服务人员能对她们上门免费服务、低收费服务。

④ 计划生育和妇幼保健合并后带来的新问题。

目前，青海省乡一级的计划生育技术服务机构和人员已经和妇幼部门合并了，并且都隶属于乡镇卫生院管理，但是各自接受计划生育行政部门和卫生部门的管理。虽然这是为了解决在青海农村的地广人稀、服务人员力量不足的问题而采取的有效措施，能够有效提高在妇幼管理方面的专业能力。

但是，这样不可避免带来了以下几个新问题：一是“双重管理”的问题。合并后的新部门在卫生院，但是还要完成计生方面的指标和任务，接受双重考核和评估，可能带来进一步的压力和负担。二是目前双方的职能还不够明确，对服务对象的服务内容还不够明细，因此反而可能导致服务质量的下降。乡镇妇幼保健人员也说：“我们工作的主要精力在孕产妇管理和按期访视。我们的临床工作重一些，产前检查和访视要入户，产后访视由村里的保健员负责。面对 40～64 岁妇女的预防保健和健康教育的工作，承担这方面工作分散医疗上的精力。”

⑤ 农村“因病返贫”的现象。

青海省地处西部，农村居民收入普遍不高，很多人抱有“小病不用看，大病抗一抗”的心态，归根到底还是由于经济原因。家庭成员一旦生病需要住院，往往可能导致整个家庭“因病返贫”。正如计划生育服务人员所说：“一个孩子有9年义务制免费教育，基本不用花家里的钱，如果顺利十七八岁就可以考上大学。这个时候他的母亲刚好50岁左右，也刚好是妇女的疾病高发期，如果有重病，孩子就不能上大学了，因为要给母亲治病。”某妇女说：“我们是小病不治的，花不起那个钱。只有得了大病，才去医院。”

(4) 对平安区农村中老年妇女生殖健康服务的建议。

① 以“康福家”行动为契机，促进农村中老年妇女的健康服务。

计生部门的服务对象是“15～49岁有人管，但是年轻病少；50岁以上没人管，妇女病没人管。”“我们针对目标主要是育龄妇女，30岁以前的多一点。”而卫生部门说：“如果计生能够把健康促进的事情做好，我们的压力也会少很多。健康教育的普及会惠及很多方面，确实应该加强。我们可能花了五分之一的精力投入到健康教育的工作中。”

目前，国家尚没把中老年妇女的保健纳入一定的免费服务项目或者内容中，没有针对她们进行专门的定期健康教育。平安区是青海省正在实行的“康福家”行动的试点县(市、区)，也是中西部生殖健康家庭保健项目推广县(市、区)，应当以此为契机，拓展人口计生公共服务领域，加快人口计生综合改革和服务转型的步伐，为满足群众需求，为促进人口计生工作健康发展而进行有益的探索。

② 为农村中老年妇女充分考虑，提供更多、更方便的服务。

促进妇女健康，这是关系一个家庭、甚至几代人的事情。家庭的不同，很大程度是家庭妇女的不同导致的，因为妇女的健康能够带来家庭极大的健康。家庭妇女负担了家庭很多功能，尤其是在养育子女、负担家务、留守家庭的维护方面。所以更应该从长远角度考虑，弥补农村中老年妇女保健的空白和薄弱点。

以预防为主，成立培训中心，定期为中老年妇女进行健康教育和培训，帮助农村中老年妇女建立健康文明的生活、生产方式，保持良好的心态，科学地应对各种身体隐患。加强联动机制，在乡级计生和卫生已经联合的基础上，提高整体服务能力，对中老年妇女进行健康教育、健康指导、健康检查，从而达到促进中老年的健康的目的。

③ 提高基层保健部门的服务能力。

加大对基层保健服务机构的资金投入，设立针对中老年妇女生殖健康的专项基金，加强技术服务人员的培训力度，提升服务人员自身的素质。

目前，区级妇保院虽然软件和硬件条件都具备了，但是全区的服务量非常大，区站也不可能全部吸收。而乡镇卫生院的条件和环境还是比较差，人力和技术力量更是不足。农村医疗保健服务，尤其是在村级，需要特别有责任心和素质的人员，但是现在出去打工获取的经济利益大，村级的宣传员、保健员都很难维持稳定。年轻人不愿意干，年纪大的没文化想干干不了。平安区现有111个行政村，90%以上没有单设的村计划生育服务室，大部分属于一室多用，现有111名村计生宣传员，文化程度和业务水平普遍较低。

因此，提高基层保健部门的服务能力，关键是技术力量的提高。

7. 海南省澄迈县农村中老年妇女生殖健康需求与服务机制

(1) 县、乡、村计划生育/妇幼保健服务机构服务现状。

① 县、乡、村计划生育服务机构服务现状。

a. 县级计划生育服务机构服务现状。澄迈县计划生育服务站成立于1998年，是一个副科级编制的非营利性事业单位，2005年被评为省级甲级服务站。近年来，按照“环境优美、技术优良、服务优质、管理优秀、群众满意”的四优一满意的要求，投资100万元对服务站大楼改造扩建，业务用房达到1 500平方米，目前设置了宣教科、避孕药具管理室、医技科、优生优育咨询室、男性科、妇女诊室和治疗室、手术室等。该站投资50万元添置各种医疗设备，配备有心电图机、B超机、生化分析仪、血液分析仪、尿液分析仪、红外线乳腺诊断仪、电子阴道镜、妇科治疗仪等一批医疗设备。站内拥有各类专业技术人员20名，其中具有中级技术职称5名，初级技术职称15名。

澄迈县计生服务站紧密围绕“避孕节育、生殖保健、优生优育、宣传教育、政策法规、信息管理、药具发放、人员培训”等八大功能，为全县育龄群众提供计划生育技术服务，包括妇科常见病的诊断和治疗，上环、取环、人工流产、药物流产、皮下埋植剂植入、取出等计划生育服务，妇科小手术，乳腺疾病诊治，各种常规化验和放射诊断等。此外，还开展外科输卵管吻合术和妇科引产术等业务。

2006年，澄迈县成为“加强中国中西部地区生殖健康家庭保健服务能力建设项目”县，成为当时全国 8 个试点示范县之一，澄迈县计划生育技术服务站也挂牌“澄迈县家庭保健中心”。按照项目要求，该站开展了 3×3 家庭保健服务活动，即对青少年、妇女儿童及中老年人分别开展青春期教育、母婴保健、中老年保健服务。该中心定期开展健康教育知识讲座，充分利用项目提供的全自动生化分析仪、骨密度测定仪、肺功能仪以及其他教学教材、教具为辖区居民提供宣传教育、咨询和健康检查等多元化的健康服务。“十一五”期间，每年都投入 20 万元用于进行中老年保健，迄今共有 1 374 名中老年人接受健康体检，并建立了个人健康档案；13 420 人接受健康咨询教育；在全县 26 所中学进行面对面的健康咨询教育，发放问卷 37 400 份，及格率 90%以上；培训新婚夫妇 220 人次；普查育龄妇女 11 354 人，患病率为 80.15%；投入 80 多万元为农村夫妇实行输卵管复通手术，为部分农村结扎对象查病治病。

b. 乡、村级计划生育服务机构服务现状。澄迈县有 14 个乡镇、农场计划生育技术服务所(室)，主要负责乡村一级育龄群众的计划生育和生殖健康保健服务。当地的大多数乡镇计划生育技术服务站已经和所辖区域的乡镇卫生院合并了，但是计划生育技术服务人员的事业编制不占用卫生院的，仍属于县计划生育局直属管理。所以计生和卫生在乡镇一级名义上合并了，实际上没有合并，卫生和计生各做各的。乡镇卫生院的计生服务人员的工作主要包括：查环查孕、发放药具、宣传教育、对孕前和早孕妇女发放叶酸等。

“十一五”期间，澄迈投入 400 多万元对县乡两级技术服务网络进行改善，建立了以“县服务站为龙头，乡服务所(室)为依托，流动服务车为纽带”的三级计划生育技术服务网络体系。同时，进一步完善乡镇计生服务所(室)的专业技术人员的配备工作。公开招聘了 18 名专业技术人员，由县财政全额拨款，并且从卫生院现职人员中聘用 24 名兼职技术人员，其补助列入县财政预算。

② 县、乡、村妇幼保健服务机构现状。

a. 县级妇幼保健服务机构服务现状。澄迈县妇幼保健院是澄迈县妇幼保健工作的龙头单位，承担着占全县总人口 2/3 的妇女、儿童保健的重任。近年来该院为扩大开展妇产科业务技术工作，改善服务环境和服务能力，筹集资金购置了进口彩超机、产床和妇科检查床、耳声发射检测仪、高压消毒设备等医疗设备，并开展了上述项目的检查。同时对门诊大楼全面装修，医疗保健就医环境和办公场所的环境得到显著改善，目前该院有妇幼保健人员 27 人，医院占地 1.36 亩，建筑面积 1589.12 平方米。

澄迈县妇幼保健院目前承担着该县公共卫生妇幼项目的管理和督导工作，其中包括 0～6 岁儿童及孕产妇健康管理与督导工作，农村妇女增补叶酸工作，农村孕产妇住院分娩补助项目工作，全县 35～59 岁农村妇女宫颈癌免费筛查工作，孕产妇死亡监测、5 岁以下儿童死亡监测和出生缺陷人群监测工作，预防艾滋病母婴传播工作，对孕产妇进行母乳喂养宣教工作，以及对全县 120 多家托幼机构进行夏季传染病和手足口病防控、卫生保健指导等工作。

据统计，该院 2011 年完成门诊量 19 173 人次，其中妇科 18 275 人次，内儿科 898 人次，住院分娩 304 人次，中孕引产 235 例，儿童体检 5 236 人，婚前医学检查 5 003 对。一年之内该院还进行了幼儿入园体检 2 300 例，母乳喂养宣教 4 650 人，农村妇女宫颈癌筛查 8 002 人，叶酸补服 4 920 人，儿童系统管理人数 27 603 人，孕产妇产前保健管理 6 938 人。

b. 乡、村级妇幼保健服务机构服务现状。澄迈县每家卫生院都配有一名专、兼职妇幼人员负责妇幼保健工作，全县乡镇卫生院共有妇幼保健人员 59 人，村级保健员 178 人，主要负责对当地居民进行健康档案的建立和管理、65 以上老年人一年一次的一般性身体健康检查和慢性病检查、妇女子宫癌筛查、产后访视、入园幼儿体检、计划免疫等，主要以国家基本公共卫生项目为主。

村医除了给村民看病，还要帮助卫生院做公共服务、计划免疫、健康档案建立的工作，以及发放宣传材料和办板报。

③ 县、乡、村计划生育和妇幼保健服务机构职能分工和互动关系。

澄迈县计划生育技术服务站和妇幼保健院分属两个系统，各自职责和服务内容有所区别。目前，两个机构的互动和合作主要体现在以下几个方面：一是在澄迈县综合治理性别比升高问题的工作中，县委、县政府成立了控制出生人口性别比升高加强医疗市场管理领导小组，其中卫生、计生都是责任制管理单位。因此，两个机构建立了经常性的工作联系和管理制度，并且制定了各医院出生婴儿的登记管理制度、月报告制度，严格的B超机使用管理制度。卫生、药监和人口计生部门专门成立检查小组，定期或不定期对配置B超机的医疗保健机构和计生服务机构进行普查登记，备案在册，实施监督管理。两个机构还联合对全县的医疗保健机构、个体诊所进行全面清查，严厉打击非法从事计划生育手术和助产技术的行为，在治理性别比问题上取得了很好的效果。二是在该县开展的“婚育新风进万家”活动中，两个部门在开展计划生育、优生优育、生殖健康、妇幼保健和性别平等的宣传教育、咨询与技术服务方面有一定的沟通和交流。

(2) 农村中老年妇女生殖健康需求现状。

以往，澄迈县育龄妇女在生育二孩后，提倡采取长效避孕措施，因此大部分妇女都采取了结扎措施。由于结扎的比例比较高，所以目前这些育龄妇女退出育龄期时，需要取环的比例相对较小。尽管随着避孕节育知情选择普及面的提高，当地育龄妇女采取结扎措施的人数也降低了，但是每年仍有500多例绝育手术。

因此在此次调查中发现，当地农村中老年妇女的生殖健康需求与其他调查地区相比，存在一定的特点。退出育龄期的中老年妇女的健康需求在于慢性病和其他生殖健康疾病的防治；尚未退出育龄期的妇女的健康需求则在于避孕知识的普及、日常生活保健以及相关生殖健康疾病的防治。

比如据某乡镇卫生院院长反映：“这里年轻人都出去打工了，下乡为老百姓检查身体时，大都是中老年人参加，妇女多，搞活动的时候也是老年人参加的多。我们发现的乳腺癌、宫颈癌、子宫内膜炎很多，主要是阴道炎发病率差不多达到70%。”一位53岁的农村妇女说：“我是从电视上、书上知道更年期的。自己身体挺好的，参加过计生的和县里的妇幼保健站组织的身体检查。2000年开始，妇联组织不要钱免费的检查，要求30～45岁的人去县上检查。我们村有100多人都去了，查出宫颈炎的有90%。”另外一位55岁的妇女说：“到现在这个年龄，我也不想要(性生活)了，但是还是去计生要过润滑剂，丈夫还是要的。”64岁的妇女王某说：“希望政府经常来给我们看看病，农忙的时候没有办法到县里去。绝经以后什么病都出来了，腰疼得厉害。”某妇幼保健院医生说：“中老年妇女的健康问题主要是妇科炎症比较多。”

特别是一位 54 岁的妇女提道:“我是今年绝经的,全身痛、脾气不好、全身都不舒服,去卫生院看病,医生说是停经引起的,他不给我吃药。又去县医院看,医生让我就这样,让我把心情调整好,不然你想哪里不舒服哪里就不舒服。我不知道怎么调整心情……”说明这一部分妇女在退出育龄期的时候,需要提高生殖健康保健知识水平,得到更年期保健服务和老年性生活指导。

而一位 43 岁的妇女提到,她们村是橡胶的主要生产地,因此村民收入比较好,经常有购买保健品的需要。但是知识所限,她们很难分辨保健品的真假,所以特别希望“给妇女讲一些课,了解一些全面的、高级的知识,比如更年期的、中老年保健的,我们农村也有需要的,爱听、喜欢听这些知识。”所以,这一部分的妇女更希望得到一些日常保健常识。

调查中还得知农村中老年妇女有些并不关心自己的身体健康,她们不愿意去医疗部门做身体健康检查,认为自己如果没什么不舒服就没什么病。比如一位 49 岁的妇女说:“我没去检查过身体,叫我去我也不去,天天干活的,不吃药不打针,觉得自己身体健康,哪里都不去,免费也不去。”因此,一些群众在这种意识的影响下,以为自己是健康的,直到已经病重到晚期了才就医,错过了治疗的最佳时机。有位计生专干说:“有的妇女并不积极参加相关的免费身体检查,有的时候经过发动后村里大概有 20%～30%的人能来。有些乡镇还要给妇女补贴车费、饭费要她们来检查才可以。”所以,农村妇女对于预防保健和身体健康方面的知识比较匮乏,因此导致了态度和行为上的消极。

(3) 各级健康服务机构提供中老年妇女的服务与需求之间存在的问题。

① 绩效工资导致基层健康服务机构工作积极性不足。

澄迈县、乡级妇幼保健机构和计划生育服务机构目前都成为事业单位,人员工资由政府财政支付。尤其是实行绩效工资以后,人员工资基本固定,加之不能合理对每个人的绩效进行有效评价,可能在服务人员中产生“干多干少一个样”的心理,造成“吃大锅饭”的弊端,影响基层健康服务机构工作的积极性。

比如有服务人员抱怨说:“发了绩效工资以后,干不动了,现在干多干少一个样了。除了70%的基本工资以外，其他30%到年底发，但是我们这里是拉平发。所以基层的能不做就不做了。”某卫生院长说：“我觉得以前的那种‘多劳多得’还是比较好。现在实行绩效工资后，乡镇医生揽活时，往外推的多，怕出事，都往上级转诊。绩效工资后，懒的人会不愿意干活。”某镇卫生院的一位医生说：“我们现在的绩效，有吃大锅饭的意思，影响大家积极性，能少做事就少做事，干多干少都一样，也会影响业务能力提高，不能发挥积极性。有能力的被打击，不做事的工资反而提高。”

此次调查中，也发现当地的乡镇卫生院在尽量减少直接性的临床医疗工作，比如某乡镇卫生院反映3年前该院产科每个月能住院分娩、接生100例左右，但是现在每个月只有30个左右，都尽量往县医院或者县妇幼保健院转诊。如此，大量的医疗工作都转入了县一级医疗机构，虽然可以增加诊治的效果，提高治疗的水平，但是对于基层老百姓的健康保健的及时性和方便性却是不利的。

② 对农村40～64岁中老年妇女健康服务的缺失。

此次调查中发现，澄迈县不同的机构在组织实施农村健康服务时，侧重于不同的年龄段人群，因此群众在接受服务时也有所选择，但是综合之后往往遗漏了40～64的中老年妇女。比如当地组织中老年妇女进行宫颈癌和乳腺癌筛查，由国家公共卫生项目的专项经费支持。虽然在实施过程中，当地乡镇政府对群众进行积极发动，并且由各村计生员和村医对38～59岁的妇女通知到人、通知到户，但是结果还是40～50岁的妇女主动进行检查的比例比较高，其他年龄段的妇女由于知识欠缺或者行动不便，不能积极参加身体检查。2000年开始澄迈县妇联也组织了对于农村妇女的免费健康检查，但是要求检查对象的年龄是30～45岁，而且还要去县城进行检查。因此才有一些60多岁的访谈对象多次提到“希望政府关心她们，能有免费检查、就近检查身体的机会。”

③ 计划生育技术服务机构相关社会保险资格不健全。

我国实施医疗改革以来，城镇职工医疗保险、居民医疗保险和新型农村合作医疗保险等成为有效保障群众医疗保健能力的有效途径，缓解了“就医难、看病贵”的问题。但是，作为公共卫生服务体系的当地计划生育技术服务机构至今仍没有获得居民医疗保险和新型农村合作医疗保险资格。因此在该机构进行服务拓展的过程中影响了群众寻求服务的积极性，也影响了业务量。如果不进一步考虑纳入“新农合”等社会保险，可能会严重制约计划生育技术服务站的发展。

目前，澄迈县计划生育技术服务机构实行的家庭保健项目是为满足中老年保健、母婴保健和青春期教育的群众需求。群众被吸引来进行健康方面的相关咨询和检查后，却可能因为该机构缺少相关的社会保险资质，只得接受收费治疗，不能进一步享受低费或者免费治疗。如此，这些群众以后就不会到服务站进行咨询和检查，对于基层健康保健网络的健全是不利的。

④ 基层健康服务机构的服务能力不足。

在对某镇卫生院进行调查时发现，该卫生院因为距离县城比较近，因此没有一张病床，平时接诊患者后都是转入上级医院。该卫生院所从事的工作基本为保健工作，按照服务对象和保健人员的比例为 5 000∶1 的标准设置相关保健人员，其中负责计划免疫的有 10 个人。因此，大量的预防保健工作花费占据了卫生院大部分的工作时间和工作量，比如他们提道：“光产后访视就够我们跑了，忙不过来。最近两年，妇保院的‘两癌筛查’我们也参与了，都是按照国家项目开展的。但是院里没有什么设备，我们就像杂工一样，活（病人）都交给县里医院做了。门诊我们也不做了。”有位医生说：“有一天我遇到一个老人，血压 110/190，我赶紧让他到县里看。我们这里又不能上激素，又没有急救设施。”在此次调查中看到的其他卫生院的情况也基本如此，因此面对一些突发事件，或者老百姓急需救助的情况时，基层健康服务机构也只能做到转诊，连起码的基础护理、简单急救都很难开展。这样就产生了一个尖锐的矛盾问题：如果基层健康服务机构面对的都是预防保健工作，加之绩效工资的影响，那么他们就可能不愿意、也没有能力承担基本医疗救护工作，只能将患者都集中到县一级医疗机构。如此对于上级健康服务机构而言，是否会进一步加剧“就医难”的局面？而对于基层来讲，是否又造成了服务能力进一步下降的困境？

当地基层健康服务机构的服务能力的限制，还表现在人才和设备的缺乏。上面提到的卫生院的院长说：“这几年也要了几个人过来，但是他们考不过职业医师资格证，也没办法安排工作。”

(4) 对澄迈县农村中老年妇女生殖健康服务的建议。

① 加大计划生育技术服务机构的服务拓展。

根据此次调查的结果，计划生育技术服务站目前的工作主要还是以“四项手术”为主。比如某站的工作就是“一年四季查环查孕，如果发现(育龄群众)的环掉了，就结扎。”因此，该站今年估计需要 2 000 个结扎手术，导致病床都从几张加到 20 几张，手术量和工作量都接近饱和。究其原因，当地认为澄迈的免费教育延伸到高中、本地职业中专阶段，因此老百姓的抚养负担降低了，可能导致生育意愿增高。他们反应从 2008 年至今，统计了有 8 000 多例的戴节育环的群众，发现偷取环、超生的现象比较多，因此觉得还是采取“二孩结扎”措施比较好。

虽然目前澄迈县计划生育技术服务在进行拓展服务，但是发现其结扎手术量还是比较高的，服务量目前看来是饱和的，所以拓展服务的意识和能力还是比较弱。建议当地必须进一步做好对群众的“查环、查体、查孕”，以此推进外围拓展服务，否则服务的持续性会因为群众生育意愿的下降而受到严重影响。另外，基层工作人员要掌握灵活性和原则性相结合的工作方法，既完成上级任务又要思路长远，以进一步拓展服务、优质服务，减轻大量结扎带来的群众反感。

② 将计划生育技术服务机构的拓展服务纳入公共卫生项目中。

澄迈县地处海南省北部，地理环境得天独厚，是我国著名的“长寿之乡”。如何应对老龄化问题，也是当地亟须面对和解决的人口问题。计划生育技术服务机构注意到了中老年人的健康需求，目前正在“以家庭为中心”的理念指导下进行服务的拓展。计生技术服务机构在中老年保健项目中，主要对农村中老年人进行体检，包括生化检查、骨密度检测、体格检查、心电图检查、B 超检查等 8 项内容。项目首先针对计划生育家庭开展，体现对计划生育家庭的奖励和扶助，后期将会拓展到普通家庭对象。目前，项目在当地已经取得了较好的社会效益，但是整个项目的资金投入仍然是依靠国家项目，因此很可能面临项目结束，活动也结束的局面。建议将此类对老百姓非常有利的项目持续进行下去，尤其是在试点其效果非常显著之后，更应该建立合理机制，比如纳入国家基本公共卫生项目当中。这样，对于健康老龄化和积极老龄化是非常有利的，也能获得老百姓的支持和赞赏。

③ 增强基层健康服务机构的服务能力。

基层健康服务机构因存在设备缺乏、人才不足的问题，在服务能力上有很大的限制。尤其是现在实施绩效工资之后，又出现了“吃大锅饭”的倾向，基层服务人员的服务动力和积极性不足。如某县妇保院院长说：“县一级服务机构也留不住人才，有些应聘来的大学生，考过医师资格证就跑了；我们保健机构不受政府重视，没有发展空间……”。因此，应当加强领导重视，建立合理又科学的激励机制，促进基层健康服务人员的工作积极性。

在市场化的运作模式下，不少公立健康服务机构都提到了民营医疗机构因服务方式比较好，吸引了更多的服务对象，对计划生育和卫生机构的工作有一定的影响。因此，两个机构都应该向私立健康服务机构学习，提高自己的服务素质，同时完善检查设备、提高检查水平。有村里计生专干说：“到海口去看病，什么都要排队，老年人她就不去看病了。年龄大的人会问我们有没有什么免费的检查服务。”几位村医都提道：“一般在村里年纪 30～50 岁的都是先到我这里来看病，因为诊所比较近，价格也便宜。”“一般有毛病的先来我这里咨询，看症状我先给她消炎或处理一下，如果不好再去镇卫生医院看。”“村里比较方便，不要挂号化验，所以年纪大的一般先到我这里来。一般炎症的，大多数都能解决了。”由此说明，基层老百姓，尤其是一些中老年人，更愿意在家门口解决自己的健康问题。所以，即使是在乡镇卫生院里，也应当配置基础而必要的检查设备，方便老百姓。

④ 计划生育和妇幼保健服务机构的联合服务。

从目前的计划生育技术服务机构和妇幼保健机构的工作分工和各机构的服务人群来看，妇幼保健机构从事婚检、儿童保健管理、孕产妇孕期保健、住院分娩、产后管理、妇女疾病诊断和治疗等工作；计划生育技术服务机构从事育龄群众的计划生育和生殖健康保健服务、孕前健康检查以及在目前的拓展服务中的青春期教育、母婴保健、中老年保健服务等工作。

妇幼保健机构建立了孕产妇系统管理、儿童系统管理，计生服务机构建立了已婚育龄妇女系统管理，所以还没有中老年妇女的健康管理系统，这可能是完善中老年保健系统、应对老龄化的一个方向。

因此，计划生育和妇幼保健机构从本质上讲是一家，如果两家资源能够有效整合，计划生育服务机构主要进行宣传发动、人员组织、初级保健；妇幼机构主要进行管理、诊断、治疗，则可能实现“双赢”，完善基层公共卫生服务网络。

三、7县(市、区)调研点问卷调查结果研究与分析

(一) 农村中老年妇女生殖健康调查的实施

1. 问卷设计

为全面了解我国农村中老年妇女生殖健康状况及服务需求，课题组系统梳理研读国内外同类研究文献，以前期相关研究为基础，以本项目研究内容为核心，设计《中老年妇女生殖健康状况与服务需求调查》问卷，经过预调查、专家修订问卷定稿。调查内容包括四部分:(1) 调查对象基本情况，即年龄、民族、婚姻、户口性质、职业、工作及参保经历;(2) 生育节育情况，即怀孕、流产、生产、避孕措施及其获得;(3) 性与生殖保健情况，即生殖健康知识、妇科病检查及治疗、更年期健康及性行为;(4) 生殖健康服务需求，即服务经历、服务内容及服务途径需求。

2. 调查对象确定

在全国范围确定调查样本县(市、区)，东部地区选择 2 县(市、区)为江苏省盐都区和辽宁省庄河市，中部地区选择 2 县为江西省吉安县和海南省澄迈县，西部地区选择 3 县(市、区)为青海省平安区、贵州省丹寨县和重庆市永川区。样本县(市、区)均为计划生育服务国优或省优县(市、区)。调查对象为样本点农村中老年妇女，但考虑农村妇女年龄文化程度比较低，加之年龄过大对理解调查内容存在障碍，因此调查确定以 2011 年 10 月 1 日为标准时间点，以 40～64 周岁的农村中老年女为调查对象，每个样本县(市、区)调查例数为 500。

3. 调查组织实施

调查由样本县(市、区)人口计生委组织，选取县(市、区)乡两级服务站具有调查经验的工作人员 16 人担任调查员，由课题组成员对调查员就问卷调查内容，访问填答注意事项及技巧进行培训，调查员进村入户开展实地调查。问卷以访问式调查为主，对部分文化程度比较高的中老年农村妇女采取自填方式完成问卷，调查员负责现场审核问卷质量。课题组于 2011 年 10 月～2012 年 4 月期间完成样本点调研，共调查 3 500 名农村中老年妇女。

4. 数据整理分析

利用 spss 软件建立中老年妇女生殖健康状况与服务需求调查数据库，录入数据，逻辑审核剔除无效问卷，有效样本例数为 3 463。利用描述性统计分析、推断性统计分析方法对农村中老年妇女的生殖健康现状、服务需求及其存在的问题进行全面分析，为提高我国农村中老年妇女生殖健康水平、加强中老年妇女生殖健康服务提供第一手资料，同时也为人口计生、妇幼保健等公共服务部门提高服务能力、拓展服务对象提供数据支撑。

(二) 农村中老年妇女生殖健康状况分析

1. 调查对象基本情况

调查对象基本情况分布见表 3－14，西部地区调查样本县(市、区)较东中部多一个县(市、区)，调查的中老年妇女人数多，比例相对高；调查中老年

表 3－14　调查对象基本情况

地区	人数	百分比/%	职业	人数	百分比/%
东部	994	28.7	务农	2 254	65.1
中部	993	28.7	家庭妇女	853	24.6
西部	1 476	42.6	其他	356	10.3
年龄	人数	百分比/%	文化程度	人数	百分比/%
40～44	955	27.6	未读过书	758	21.9
45～49	856	24.7	小学	1 391	40.3
50～54	496	14.3	初中	1 138	32.9
55～59	699	20.2	高中及以上	167	4.9
60～64	457	13.2			
民族	人数	百分比/%	户口	人数	百分比/%
汉族	3 027	87.5	本地常住	3 361	99.4
少数民族	431	12.5	本地暂住	19	0.6
婚姻	人数	百分比/%	打工经历	人数	百分比/%
已婚	3 241	93.6	是	593	17.3
丧偶	157	4.6	否	2 839	82.7
其他	63	1.8			

妇女的平均年龄为 50.33±7.16 岁，年龄分布 40～49 岁中年妇女占 52.3%，50 岁及以上老年妇女约占一半；中老年妇女以汉族为主，多处在已婚状态；她们多为本地人，且文化程度普遍不高，主要为小学或初中毕业，还有相当一部分人没读过书。

农村中老年妇女多务农，也有部分人不太从事农业劳动，主要负责操持家务，从事非农工工作如在工厂做工或个体工商户等的农村中老年妇女很少。仅 17.3%的人曾经有外出打工经历，打工时间平均为 4±3.1 年，约 63%的人在外打工 1～5 年的时间。新农村合作医疗在我国农村已全面铺开，96.9%的调查对象都已参加新农合，但农村中老年妇女参加其他医疗保险如生育保险、商业医疗保险等比例极低，调查中有 110 人既参加了新农合，也参加了城镇居民医疗保险。

2. 生育与节育情况

(1) 生育行为分析。

① 生育行为。

农村中老年妇女平均怀孕次数为 2.77±1.29 次，中位数为 3 次。其中仅 8 人从未怀孕过(见图 3-13)，怀孕过一次的占 12.3%，以怀孕 2～3 次为主，怀孕 2 次所占比重最高(36.6%)。除江苏，调查样本点农村计划生育政策多实施 1.5 或 2 孩政策，农村中老年妇女只怀孕一次的比例不高，但也有怀孕 4 次甚至更多次的人。调查中怀孕次数最多的为 10 次，但这样高频

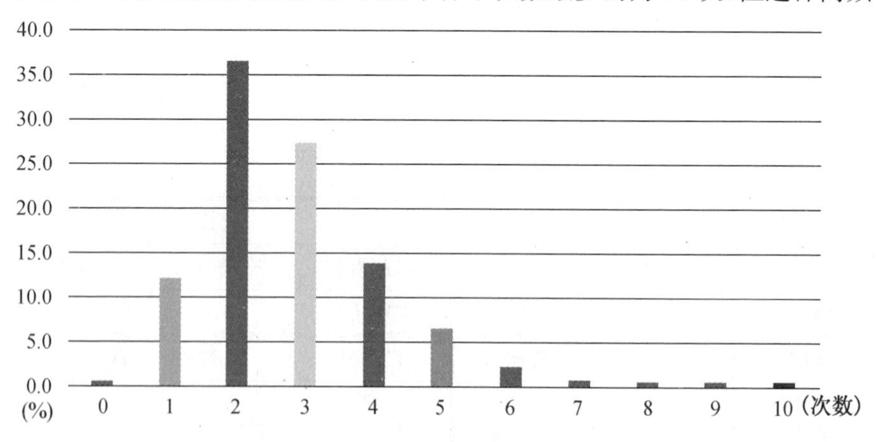

图 3-13　农村中老年妇女怀孕次数分布

率怀孕的人毕竟是少数。37.6%的中老年妇女有过流产或引产经历,以流产过1次为主。其中71%的人流产过1次,21.7%流产过2次,流产3~4次的更少,分别占4.8%、1.9%。

中老年妇女生孩子的产前检查率和住院分娩率都比较低。生最后一个孩子时,56.8%的中老年妇女没有做过产前检查,4.7%的人已经记不清楚了,只有38.5%做过产前检查;59.7%的中老年妇女最后一个孩子不是在医院出生的,40.3%在医院分娩。并且60.9%的人表示最后一个孩子出生后,没有人来访视过,18.2%的人表示计生干部来访视过,10.8%是妇联干部探望过,10.1%是医护人员访视过。

② 生育行为年龄间比较分析。

中老年妇女怀孕次数与年龄有显著正相关,如表3-15所示,平均怀孕次数随着年龄增长而增长,并且50岁以上中老年妇女平均怀孕次数呈递增趋势。40~44岁中年妇女怀孕次数以2次为主,45~49岁妇女尽管仍以怀

表3-15 不同年年龄调查对象怀孕次数分布

			怀孕次数					均值
			1	2	3	4	5次及以上	
年龄分组	40~44岁	人数	193	440	217	64	29	2.29
		百分比	20.5%	46.7%	23.0%	6.8%	3.1%	
	45~49岁	人数	117	357	236	97	35	2.55
		百分比	13.9%	42.4%	28.0%	11.5%	4.2%	
	50~54岁	人数	45	191	141	78	24	2.77
		百分比	9.4%	39.9%	29.4%	16.3%	5.0%	
	55~59岁	人数	43	187	225	135	72	3.15
		百分比	6.5%	28.2%	34.0%	20.4%	10.9%	
	60~64岁	人数	19	87	126	107	69	3.62
		百分比	4.7%	21.3%	30.9%	26.2%	16.9%	
合计		人数	417	1262	945	481	229	2.77
		百分比	12.5%	37.9%	28.3%	14.4%	6.9%	

$\chi^2=386.58, p=0.000$

孕2次为主，但比例下降，其怀孕1次的比例下降，怀孕3～4次比例均上升，50～54岁妇女怀孕次数依然延续此种变化趋势；到55～59岁以后组怀孕3次比例为最高，怀孕4～5次比例快速上升。可以看出年龄越大的农村老年妇女怀孕1～2次的比例越低，怀孕3次以上比例越高，生育意愿越强烈，并且在育龄期生育行为越活跃。

农村中老年妇女生育最后一个孩子时的产前检查情况见表3-16，可知年龄越大产前检查比例越低，60岁组的老年妇女产前检查比例仅为7.7%，随着年龄组降低产前检查率大幅提升，40岁组中年妇女产前检查比例已高达67.6%，不同年龄间产前检查分布差异有显著性。传统中国农村妇女没有养成怀孕做检查的习惯，很多人在生孩子前可能还在照常从事家务或农业劳动，二十世纪八九十年代以前农村妇女产检意识并不强，当时很多农村育龄妇女都没有听说过怀孕期间还要检查，更不用说具备产前检查8次的医学常识。随着育龄人群生育意愿降低，对生育质量越来越加重视，不断增强的群众健康意识及生育服务促使农村妇女越来越多地进行产前检查。

表3-16　不同年龄调查对象生最后一个孩子产前检查分布

			生最后一个孩子时，是否做过产前检查			合计
			是	否	不清楚	
年龄分组	40～44岁	人数	643	290	18	951
		百分比	67.6%	30.5%	1.9%	100.0%
	45～49岁	人数	389	421	42	852
		百分比	45.7%	49.4%	4.9%	100.0%
	50～54岁	人数	142	333	20	495
		百分比	28.7%	67.3%	4.0%	100.0%
	55～59岁	人数	118	537	37	692
		百分比	17.1%	77.6%	5.3%	100.0%
	60～64岁	人数	35	374	44	453
		百分比	7.7%	82.6%	9.7%	100.0%
合计		人数	1 327	1 955	161	3 443
		百分比	38.5%	56.8%	4.7%	100.0%

$\chi^2=707.59, p=0.000$

中老年妇女最后一个孩子是否住院分娩的分布与产前检查分布类似，如表 3－17 所示，年龄越大医院分娩率越低。60 岁组老年妇女医院分娩率只有 10%，随着年龄下降住院分娩率大幅上升，40 岁组中年妇女住院分娩率已达 70.1%，不同年龄间住院分娩率有显著差异。传统的农村有外出分娩"不吉利"观念，通常农村妇女生产在自己家里请接生婆接生，中华人民共和国成立后经过专业培训的农村赤脚医生也承担了接生任务，在农村卫生资源欠缺，交通不便的条件下农村接生员队伍为农村妇女生产做出很大贡献，但也存在着安全隐患。

表 3－17 不同年龄调查对象最后一个孩子是否在医院出生

			最后一个孩子是否在医院出生		合计
			是	否	
年龄分组	40～44 岁	人数	665	284	949
		百分比	70.1%	29.9%	100.0%
	45～49 岁	人数	388	463	851
		百分比	45.6%	54.4%	100.0%
	50～54 岁	人数	159	336	495
		百分比	32.1%	67.9%	100.0%
	55～59 岁	人数	130	561	691
		百分比	18.8%	81.2%	100.0%
	60～64 岁	人数	45	407	452
		百分比	10.0%	90.0%	100.0%
合计		人数	1 387	2 051	3 438
		百分比	40.3%	59.7%	100.0%

$\chi^2=678.69, p=0.000$

1995 年我国旨在保障母婴健康，提高出生人口素质《母婴保健法》开始实施，农村部分地区开始取缔无证接生员，通过卫生、计生部门联合以行政干预的方式推行住院分娩。随着社会发展，乡村卫生事业不断发展，医院分娩的专业技术有效地保障了孕产妇、母婴的安全，并统一出具新生儿出生医学证明；同时农村家庭经济条件普遍提高，育龄群众生育观念的变化，对生产行为越来越重视;加之2002年以后开始实施的新农村合作医疗报销制度也促进了农村妇女医院分娩行为的发生率,因此主动选择到医院住院分娩的育龄人群越来越多。所以说中老年妇女产检、分娩的分布特征是和我国时代发展背景分不开的。

调查中发现农村中老年妇女产后访视率在不同年龄组也表现出显著差异,如表3-18所示,年龄越大无访视率越高。60岁组生育后无人访视比值达83.6%,随着年龄组下降无人访视率下降,40岁组这一比例已降至40%。在生产后农村妇女的访视行为中,妇女干部访视情况一直相对比较稳定。20世纪90年代中期后产期保健的加强,对50岁以下的中年妇女医护人员访视开始有明显增加,农村基层卫生机构对农村妇女的产后访视通常委托村卫生室的村医完成。早期计划生育工作是严格控制群众生育行为的行政工作方式,在高年龄组老年妇女中可以看到其产后访视率很低。随着优质服务、知情选择在全国农村的广泛实施,计生工作推行人性化服务,

表3-18 不同年龄调查对象生育后访视况情况分布

			最后一个孩子出生后,谁去访视了您				合计
			没有人	医护人员	妇女干部	计生干部	
年龄分组	40~44岁	人数	380	168	115	286	949
		百分比	40.0%	17.7%	12.1%	30.1%	100.0%
	45~49岁	人数	505	93	92	161	851
		百分比	59.3%	10.9%	10.8%	18.9%	100.0%
	50~54岁	人数	339	36	50	71	496
		百分比	68.3%	7.3%	10.1%	14.3%	100.0%
	55~59岁	人数	488	34	82	81	685
		百分比	71.2%	5.0%	12.0%	11.8%	100.0%
	60~64岁	人数	377	17	30	27	451
		百分比	83.6%	3.8%	6.7%	6.0%	100.0%
合计		人数	2 089	348	369	626	3 432
		百分比	60.9%	10.1%	10.8%	18.2%	100.0%

$\chi^2=357.62, p=0.000$

计生干部产后访视情况在低年龄组中老年妇女中开始明显上升。通常农村计生专干在育龄妇女产后上门,询问生产情况并落实避孕措施,计生干部访视也是三种访视人员中访视程度最高的。

③ 生育行为地区间比较分析。

不同地区中老年妇女怀孕次数分布差异有显著性,如表 3－19 所示,中部中老年妇女怀孕次数最高,平均为 3.21 次,西部次之,东部最少。东部中老年妇女怀孕次数以 2 次为主,1、3 次亦存在,但怀孕 4 次以上的极少;中部怀孕次数则以 2～4 次为主,西部 2～3 次为主;东部地区怀孕 1 次比例明显高于其他地区,出现这种现象的原因与东部所选江苏盐都区调查点有关,江苏全省城乡实行一孩生育政策导致东部怀孕 1 次比例明显偏高。尽管重庆全市也实行一孩生育政策,但因为西部调查点样本例数较大而怀孕 1 次人数相对少而未抬升西部怀孕 1 次的比例。同时中西部中老年妇女没有流产经历(69.8%、61.3%)的比例高于东部(58.8%)也进一步说明中西部中老年农村妇女生育意愿高于东部,她们在育龄期生育行为比较活跃。

表 3－19　不同地区调查对象怀孕次数分布

<table>
<tr><th colspan="3" rowspan="2"></th><th colspan="5">怀孕次数分组</th><th rowspan="2">均值</th></tr>
<tr><th>1</th><th>2</th><th>3</th><th>4</th><th>5 次及以上</th></tr>
<tr><td rowspan="6">调查地区</td><td rowspan="2">东部</td><td>人数</td><td>265</td><td>440</td><td>199</td><td>58</td><td>19</td><td rowspan="2">2.16</td></tr>
<tr><td>百分比</td><td>27.0%</td><td>44.9%</td><td>20.3%</td><td>5.9%</td><td>1.9%</td></tr>
<tr><td rowspan="2">中部</td><td>人数</td><td>33</td><td>294</td><td>327</td><td>189</td><td>90</td><td rowspan="2">3.21</td></tr>
<tr><td>百分比</td><td>3.5%</td><td>31.5%</td><td>35.0%</td><td>20.3%</td><td>9.6%</td></tr>
<tr><td rowspan="2">西部</td><td>人数</td><td>119</td><td>528</td><td>419</td><td>234</td><td>120</td><td rowspan="2">2.89</td></tr>
<tr><td>百分比</td><td>8.4%</td><td>37.2%</td><td>29.5%</td><td>16.5%</td><td>8.5%</td></tr>
<tr><td colspan="2" rowspan="2">合计</td><td>人数</td><td>417</td><td>1 262</td><td>945</td><td>481</td><td>229</td><td rowspan="2">2.77</td></tr>
<tr><td>百分比</td><td>12.5%</td><td>37.9%</td><td>28.3%</td><td>14.4%</td><td>6.9%</td></tr>
</table>

$\chi^2=430.95$, $p=0.000$

农村中老年妇女生最后一个孩子时,是否做过产前检查的分布在地区间存在差异,如表 3－20 所示。确定做过产前检查的农村妇女比例有从东部向西部逐渐下降的趋势,东部农村妇女有 41.2%做过产前检查,西部这一比例为36.2%。没做过产前检查的比例分布在地区间变化不大,但不清楚是否做过产前检查的农村妇女从东到西部调查中所占比例有逐渐提高趋势,由于生育时间过久,部分农村中老年妇女印象已模糊,记不清楚自己当时是否做过产前检查。尽管在地区间产前检查比例存在差异,但检查比例都没超过半数,这与我国当时历史条件下农村普遍的卫生资源条件差及农民生育健康意识低的因素有关。

表3-20 不同地区调查对象生最后一孩时产前检查分布

			生最后一个孩子时,是否做过产前检查			合计
			是	否	不清楚	
调查地区	东部	人数	407	568	14	989
		百分比	41.2%	57.4%	1.4%	100.0%
	中部	人数	391	557	44	992
		百分比	39.4%	56.1%	4.4%	100.0%
	西部	人数	529	830	103	1 462
		百分比	36.2%	56.8%	7.0%	100.0%
合计		人数	1 327	1 955	161	3 443
		百分比	38.5%	56.8%	4.7%	100.0%

$\chi^2=44.35, p=0.000$

农村中老年妇女生最后一个孩子是否在医院的行为分布有地区差异,如表3-21所示。东部较西部农村中老年妇女最后一个孩子医院分娩比例略高,但均明显低于中部医院分娩比例。这一调查结果与上文产前检查的地区分布结果相矛盾,似乎也与我国东、中、西部卫生资源配置的差异程度不符。分析产生中部农村中老年妇女医院分娩比例明显高于东部与西部的原因可能与其农村接生员队伍建设有关。农村接生员是各省卫生部门根据专业技术考试而建立的基层农村妇女生产服务医疗队伍。无论是相对较好的卫生资源配置,还是比较偏远地域辽阔的广大农村地区,这支农村接生队伍都发挥了很大的作用。但各地农村接生员队伍建设情况有差异,可能会影响到不同地区农村妇女是否入院分娩。另外中部农村妇女调查对象50岁以下年龄组人数比例略高于东、西部,而60岁以上人数比例又略低于东、西部，上文分析可知年龄越低农村妇女医院分娩率越高，因此年龄可能作为一个混杂因素干扰了各地区住院分娩比例的分布。

表 3－21　不同地区调查对象分娩机构分布

			最后一个孩子是否在医院出生		合计
			是	否	
调查地区	东部	人数	381	608	989
		百分比	38.5%	61.5%	100.0%
	中部	人数	515	476	991
		百分比	52.0%	48.0%	100.0%
	西部	人数	491	967	1 458
		百分比	33.7%	66.3%	100.0%
合计		人数	1 387	2 051	3 438
		百分比	40.3%	59.7%	100.0%

$\chi^2=83.93, p=0.000$

地区间，农村中老年妇女生产后被访视情况分布亦有差异，如表 3－22 所示，生育最后一个孩子后东部访视率最高、西部次之。访视行为中，东部

表 3－22　不同地区调查对象生产最后一孩后被访视情况

			最后一个孩子出生后，谁去访视了您				合计
			没有人	医护人员	妇女干部	计生干部	
调查地区	东部	人数	542	33	114	299	988
		百分比	54.9%	3.3%	11.5%	30.3%	100.0%
	中部	人数	695	115	84	96	990
		百分比	70.2%	11.6%	8.5%	9.7%	100.0%
	西部	人数	852	200	171	231	1 454
		百分比	58.6%	13.8%	11.8%	15.9%	100.0%
合计		人数	2 089	348	369	626	3 432
		百分比	60.9%	10.1%	10.8%	18.2%	100.0%

$\chi^2=216.19, p=0.000$

以计生干部访视为主；西部对产妇进行访视的人员机构来源相对较分散，计生、卫生、妇联干部均探视产后妇女，比例比较接近。中部中老年妇女产后访视率低于东、西部，并且各类人员访视分布相近，医护人员访视比例略高。与是否住院分娩类似，产后访视也受当地卫生资源分布、妇幼保健服务、计生服务等多种公共服务因素影响，因此各地农村中老年妇女普遍不高的产后访视与当时的历史条件是分不开的。

(2) 避孕行为分析。

① 避孕行为。

农村中老年妇女曾经使用过的避孕方法以一种为主，2 215 人只使用过一种避孕方法，占总调查人数的 63.96%，避孕方法主要为女扎(46.18%)、上环(48.08%)。目前避孕行为中，19.5%的中老年妇女没有避孕，52.8%使用结扎方式，24.3%使用上环的措施，如图 3－14 所示。其中结扎措施中是以女扎为主，占 93.16%。她们主要在乡级机构获取避孕方法，乡镇计生服务站占 45.9%，乡镇卫生院 22%；也有一定比例的计划生育避孕节育手术在县(市、区)级卫生医疗服务机构完成，调查中农村中老年妇女避孕方法获得机构为县(市、区)级计生服务站的占 16.9%，县(市、区)人民医院的占 11.3%。

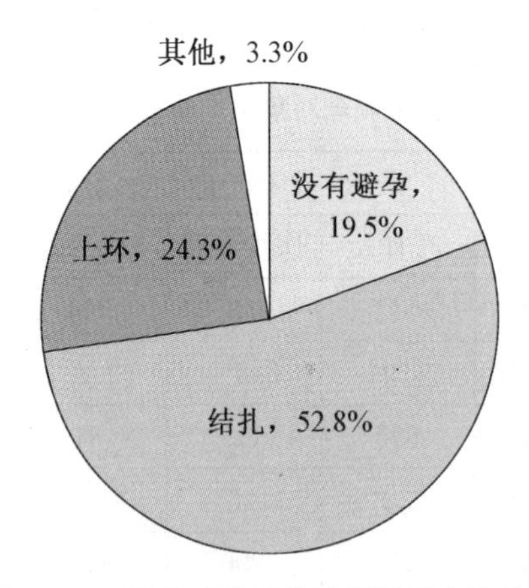

图 3－14　调查对象目前使用避孕方法分布

农村中老年妇女中，过去的一年有 109 人意外怀孕过，占 3 442 名有效应答的 3.2%，其中 97 人意外怀孕 1 次；过去一年中 127 人人工流产过，占 3 435 名有效应答的 3.7%，其中 112 人人工流产 1 次。尽管发生率很低，但是在农村中老年妇女中，意外怀孕及人工流产的非意愿行为的发生对其身体具有一定伤害性。在意外怀孕的中老年妇女中，25.5%因未避孕而怀孕，28.3%为结扎怀孕，42.5%为上环怀孕，可见大部分人是采取了避孕措施却依然怀孕。产生这种现象的原因可能与部分农村地区早年计划生育服务追求手术数量，不重视手术质量有关。

② 避孕行为年龄间比较分析。

不同年龄间中老年妇女避孕方法构成有显著差异，如表 3－23 所示。40～49 岁的中年妇女通常还处在育龄期，因此她们目前的避孕方法是以结扎、上环为主，但 40 岁组中随着年龄增长，采用避孕方法中结扎比例下降，上环比例上升。20 世纪 90 年代中后期以来，人口与计划生育工作开展优质服务，推行避孕方法知情选择，农村妇女生二孩不强制结扎，可自主选择避孕方法，由此选择上环的人数开始增加，从而使农村妇女上环比例逐渐增高，结扎比例下降。

表 3－23　不同年龄调查对象避孕方法构成

			目前使用的避孕方法				合计
			没有避孕	结扎	上环	其他	
年龄分组	40～44 岁	人数	31	479	406	33	949
		百分比	3.3%	50.5%	42.8%	3.5%	100.0%
	45～49 岁	人数	69	470	282	34	855
		百分比	8.1%	55.0%	33.0%	4.0%	100.0%
	50～54 岁	人数	149	271	64	8	492
		百分比	30.3%	55.1%	13.0%	1.6%	100.0%
	55～59 岁	人数	247	373	59	11	690
		百分比	35.8%	54.1%	8.6%	1.6%	100.0%
	60～64 岁	人数	178	235	32	2	447
		百分比	39.8%	52.6%	7.2%	.4%	100.0%
合计		人数	674	1 828	843	88	3 433
		百分比	19.6%	53.2%	24.6%	2.6%	100.0%

$\chi^2=731.70, p=0.000$

50岁以上的中老年妇女退出育龄期后不需要避孕，但因早期农村计划生育政策对已生育二胎及以上妇女推行绝育政策，导致退出育龄期的妇女仍有半数以上的农村妇女还处于结扎状态。育龄期内采取上环或其他可逆避孕措施的中老年妇女，在退出育龄期后可以不避孕，50岁以上农村妇女没有避孕的比例随着年龄增长而增长，但是调查中也看到50岁以上人群中依然有一定比例的人仍处在上环状态，上环比例随着年龄增长而下降，退出育龄期而节育环未取出内容详见下文。

③ 避孕行为地区间比较分析。

我国农村中老年妇女避孕方法构成在地区间有显著差异，如表3-24所示，中西部中老年妇女结扎比例远远高于东部地区。中老年妇女避孕方法构成一方面受到年龄分布影响，即是否已退出育龄期；另一方面也受地区计划生育政策及其工作思路的影响。我国东部地区整体发展起步较早，不仅经济水平较发达，而且计划生育工作也走在全国前列。东部地区早期计划生育政策比较严格，如江苏省城乡一孩生育政策，严格的一孩生育政策限制了农村妇女的生育自由，但对其避孕方法的选择却相对宽松，生育一孩的农村妇女可以选择上环或其他可逆方法落实避孕。实行计划生育国策以来，我国农村大多数地区实行1.5孩政策，但生育二孩的妇女普遍被要求采取结扎措施，因此会出现中西部地区农村中老年妇女结扎比例高于东部。

表3-24　不同地区调查对象避孕方法构成

			目前使用的避孕方法				合计
			没有避孕	结扎	上环	其他	
调查地区	东部	人数	389	119	425	46	979
		百分比	39.7%	12.2%	43.4%	4.7%	100.0%
	中部	人数	102	822	55	14	993
		百分比	10.3%	82.8%	5.5%	1.4%	100.0%
	西部	人数	183	887	363	28	1 461
		百分比	12.5%	60.7%	24.8%	1.9%	100.0%
合计		人数	674	1 828	843	88	3 433
		百分比	19.6%	53.2%	24.6%	2.6%	100.0%

$\chi^2=1\,084.78, p=0.000$

④ 避孕方法获得机构分析。

自20世纪90年代以来，我国农村计划生育服务体系已逐步建立，县（市、区）—乡—村三级基层计生服务网络在计划生育工作中发挥着重要作用。本次研究数据亦显示，农村中老年妇女避孕方法获得机构主要来自县（市、区）乡计生服务站，但农村中老年妇女避孕方法获得机构分布在地区间存在明显差异，如表3-25所示。东部地区农村中老年妇女避孕方法主要从乡镇计生服务站获得、其次为乡镇卫生院。东部地区乡镇级技术服务力量相对较强，在早期计划生育服务工作中乡镇级计生站、卫生院，特别是乡镇计生站完全有能力承担起育龄人群避孕节育技术服务。但在中西部地区中老年妇女避孕方法获得依托县（市、区）、乡两级计生、卫生服务机构提供，而中西部地区服务机构提供模式亦有差别，中部地区县（市、区）乡级卫生机构避孕方法提供比例均高于计生机构，西部地区则反之。这种现象与中西部地区基层计生服务体系建设有关，中部地区因服务对象数量巨大，计生自身技术服务能力受限，所以加强了与县（市、区）乡卫生机构合作，委托卫生机构完成计划生育技术服务；而西部地区早期卫生服务能力基础十分薄弱，人口部门加强基层计生技术服务机构建设，强化县（市、区）乡两级计划生育技术服务能力，使计生服务能在自身体系内完成。

表3-25　不同地区调查对象避孕方法获得机构

		避孕方法获得机构						合计
		县（市、区）计生站	县（市、区）人民医院	乡镇计生站	乡镇卫生院	村计生/卫生室	其他	
东部	人数	9	4	403	149	37	2	604
	百分比	1.5%	0.7%	66.7%	24.7%	6.1%	0.3%	100.0%
中部	人数	160	240	119	290	13	3	825
	百分比	19.4%	29.1%	14.4%	35.2%	1.6%	0.4%	100.0%
西部	人数	284	58	705	149	35	16	1 247
	百分比	22.8%	4.7%	56.5%	11.9%	2.8%	1.3%	100.0%
合计	人数	453	302	1 227	588	85	21	2 676
	百分比	16.9%	11.3%	45.9%	22.0%	3.2%	0.8%	100.0%

$\chi^2=875.48, p=0.000$

3. 性与生殖保健情况

(1) 性相关经历。

① 性相关经历。

农村中老年妇女初婚年龄平均为21.67岁，70.6%的人初婚年龄在20～24岁间分布，但初婚年龄极差较大为27岁，即最小初结婚年龄仅为13岁，最大为40岁。初次月经平均年龄为15.46岁，79.8%的人初潮年龄在14～17岁间分布；调查中55%的中老年妇女已绝经，绝经平均年龄为48.44岁，较通常退出育龄期年龄49岁的标准提前约0.5岁，79.9%的人绝经年龄在45～52岁之间分布。农村中老年妇女的性生活平均每月2.74次，其中20.2%的人过去一个月没有性生活，63%的人性生活频度为每月1～4次。如表3-26所示。

表3-26　农村中老年妇妇女相关经历分布

	初婚年龄/周岁	第一次月经年龄/周岁	绝经年龄/周岁	过去一个月，性生活次数/次
均值	21.67	15.46	48.44	2.74
标准差	2.585	1.628	3.465	2.631
最小值	13	10	30	0
最大值	40	22	60	21
人数	3 456	3 429	1 581	3 369

② 初婚年龄比较分析。

农村中老年妇女中，不同年龄的人初婚年龄分布差异有显著性，如表3-27所示。1980年我国颁布的婚姻法规定妇女满20周岁方可登记结婚，22周岁为晚婚。调查中发现在农村中老年妇女中19岁及以下年龄结婚在明显弱化，但仍然存在早婚现象。59周岁以下中老年妇女初婚年龄主要集中在20～24周岁，但25岁及以上初婚的人比例缓慢上升。可以看出随着时代的发展，农村妇女初婚年龄呈现两头低中间高的现象，并且两头发展趋势左低右高，初婚年龄右移。

表 3－27　不同年龄调查对象初婚年龄分布

			初婚年龄分组				合计
			19岁及以下	20～21岁	22～24岁	25岁及以上	
年龄分组	40～44岁	人数	109	312	393	138	952
		百分比	11.4%	32.8%	41.3%	14.5%	100.0%
	45～49岁	人数	112	305	350	88	855
		百分比	13.1%	35.7%	40.9%	10.3%	100.0%
	50～54岁	人数	84	138	211	62	495
		百分比	17.0%	27.9%	42.6%	12.5%	100.0%
	55～59岁	人数	146	211	255	86	698
		百分比	20.9%	30.2%	36.5%	12.3%	100.0%
	60～64岁	人数	162	149	115	30	456
		百分比	35.5%	32.7%	25.2%	6.6%	100.0%
合计		人数	613	1115	1324	404	3456
		百分比	17.7%	32.3%	38.3%	11.7%	100.0%

$\chi^2=169.79, p=0.000$

不同地区农村中老年妇女初婚年龄有明显差异，如表 3－28 所示，由东向西，各地 19 岁及以下的早婚率快速升高。我国早婚现象一直以来主要表现在农村地区，农村早婚现象又主要分布在中、西部，其中西部地区更甚。但本次调查对象年龄范围在 40～64 岁间，50 岁以上的农村妇女在 1980 年婚姻法修改前合法结婚年龄为 18 岁，因此年龄因素混杂在地区因素间影响地区初婚年龄分析。进一步剔除年龄因素分析初婚年龄分布，在各年龄组地区间初婚年龄依然表现出由东向西早婚率升高，其中 40～49 岁年龄组早婚率在中西部依然较高，但随着年龄的下降，各地区早婚率也呈现下降趋势。

表 3-28 不同地区调查对象初婚年龄分布

			初婚年龄分组				合计
			19岁及以下	20～21岁	22～24岁	25岁及以上	
调查地区	东部	人数	43	249	558	144	994
		百分比	4.3%	25.1%	56.1%	14.5%	100.0%
	中部	人数	142	284	398	169	993
		百分比	14.3%	28.6%	40.1%	17.0%	100.0%
	西部	人数	428	582	368	91	1469
		百分比	29.1%	39.6%	25.1%	6.2%	100.0%
合计		人数	613	1115	1324	404	3456
		百分比	17.7%	32.3%	38.3%	11.7%	100.0%

$\chi^2=479.206, p=0.000$

③ 绝经后取环情况分析。

在绝经后过去上的避孕环是否取出的问题上，626 名有效应答人群中，23.5%的人避孕环依然在体内未取出，即部分农村妇女绝经后仍在实行长效可逆的避孕措施，而绝经后采取避孕措施不仅毫无意义，也不利于中老年妇女的身体健康；1.1%的人认为绝经后避孕环不需要取出，32.4%的人不清楚绝经后取避孕环的时间，21.4%的人认为绝经后一年内取出即可，她们对绝经后取环时间一知半解，只有 45%的农村妇女知道绝经后半年内应取出避孕环。由此发现，农村计划生育工作对绝经中老年妇女的取环知识宣传及服务有待加强。

绝经后取环时间的知晓率，东部地区农村妇女知晓程度远高于中西部，如表 3-29 所示，而中西部地区农村绝经中老年妇女认为绝经后半年内取环的比例不足 30%。东部农村妇女明确回答不清楚取环时间的人数比例为 16.3%，但中部地区此比例高达 45.5%，西部地区更甚，这一比例达到 56.7%，即超过半数的绝经农村妇女不清楚取环时间。这一调查结果提示在人口计划生育工作中，性知识教育目标不能仅局限于育龄妇女，也应该关注退出育龄期的中老年妇女。

表 3－29　不同地区绝经妇女取环时间知晓情况

			是否知道绝经后取环的时间				合计
			绝经后半年之内	绝经后一年之内	不需要取出	不清楚	
调查地区	东部	计数	211	88	3	59	361
		百分比	58.4%	24.4%	0.8%	16.3%	100.0%
	中部	计数	16	11	3	25	55
		百分比	29.1%	20.0%	5.5%	45.5%	100.0%
	西部	计数	55	35	1	119	210
		百分比	26.2%	16.7%	0.5%	56.7%	100.0%
合计		计数	282	134	7	203	626
		百分比	45.0%	21.4%	1.1%	32.4%	100.0%

$\chi^2=115.01, p=0.000$

绝经妇女取环比例在地区间有显著差异，如表 3－30 所示，东部地区避孕环取出率大大高于中西部地区。东部取环比例达到 82.8%，中西部这一比例低于 70%，而中西部绝经后未取环人数比例超过 30%。调查结果显示

表 3－30　不同地区绝经调查对象避孕环是否取出

			绝经后，过去上的环是否已取出		合计
			已经取出	没有取出	
调查地区	东部	计数	299	62	361
		百分比	82.8%	17.2%	100.0%
	中部	计数	37	18	55
		百分比	67.3%	32.7%	100.0%
	西部	计数	143	67	210
		百分比	68.1%	31.9%	100.0%
合计		计数	479	147	626
		百分比	76.5%	23.5%	100.0%

$\chi^2=18.9, p=0.000$

农村地区，特别是中西部农村地区绝经妇女取环服务有待加强。在江苏省盐城市盐都区样本点，农村绝经妇女取环工作已经纳入当地人口信息系统管理，即育龄妇女年龄进入 50 周岁，系统会发出提示信息，如果其采取的避孕措施为上环，则由计生工作人员联系该妇女，了解绝经情况，宣传取环知识并安排免费取环服务。

(2) 妇科保健情况。

① 妇科病知晓情况。

农村中老年妇女对常见妇科疾病的知晓程度为平均每人知道 4.34 个病种，但是也存在着 8.7%的人对妇科病一无所知，如图 3 - 15 所示。在农村，阴道炎的知晓率最高，为 72.7%，其次宫颈炎的知晓率为 60.1%。随着年龄的增长，农村中老年妇女对各妇科病种的知晓率是在下降的，对妇科病一无所知的比例是在上升的；在不同地区，东部地区对子宫肌瘤、卵巢囊肿、宫颈癌、盆腔炎的知晓率明显高于中、西部地区。分析妇科病知晓程度在年龄间、地区间差异的原因可能为，一是农村妇女年龄越大，文化程度相对越低，了解妇科病知识的能力较差；二是发现患病后才知晓某种疾病，存在农村妇女确诊自己或周围的人得了某种妇科病后，才使得她们对妇科病的了解程度得到普及和加强；三是对妇科病知识的了解也与人口与计划生育宣传工作有关，对农村群众采取贴近生活、简单直观的健康宣传才能有效地促进健康知识的普及。

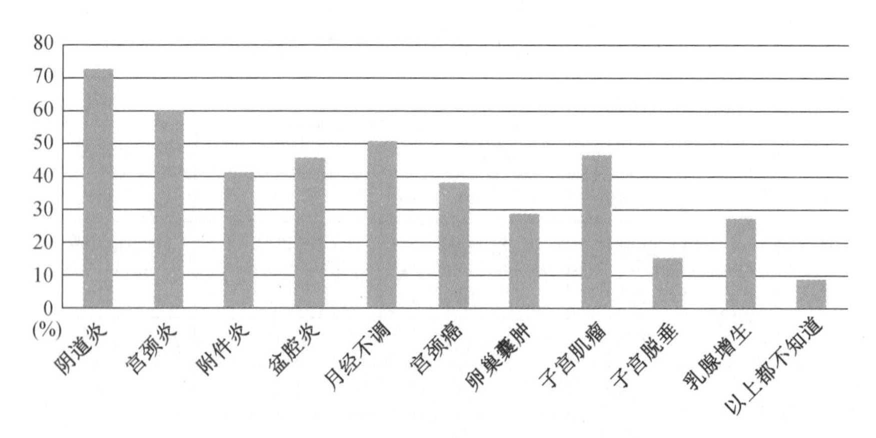

图 3 - 15　农村中老年妇女妇科病知晓率

② 妇科病检查情况。

62.8%农村中老年妇女近两年做过妇科检查，平均体检次数为1.4次。为了区别于计生服务中对育龄妇女开展的孕检服务，本次调研中强调妇科检查不包括计划生育提供的查环查孕。农村妇女妇科检查的组织形式以单位组织为主，其中参加计生部门组织的比例最高为70.9%、卫生部门组织的占23.0%，这种现象与近年来计生、卫生部门下乡开展的免费健康服务有关；农村自己主动到医院或计生站进行妇科检查的比例分别占25.0%、17.2%，可见农村居民健康意识的不断增长也促使部分人主动到医疗机构进行妇科检查。

不同年龄的农村中老年妇女做过的妇科检查主要是计生部门组织开展的，如表3-31所示。随着各地计生服务的拓展，在农村原来只针对育龄妇女的生殖健康服务，特别是妇科病检查已经向中老年妇女这一群体拓展，定期为她们提供免费妇科检查。而卫生部门组织的妇科检查是各地农村重大公共卫生妇幼项目的实施，逐步对农村妇女进行免费妇科病检查及两癌

表3-31　近两年做过妇科检查的调查对象年龄与组织单位交互分析

组织单位		年龄分组					合计
		40～44岁	45～49岁	50～54岁	55～59岁	60～64岁	
卫生部门	人数	166	145	66	81	43	501
	百分比	21.4%	23.5%	24.2%	24.8%	23.8%	
计生部门	人数	541	439	189	244	130	1 543
	百分比	69.7%	71.0%	69.2%	74.6%	71.8%	
工作单位	人数	27	30	10	10	7	84
	百分比	3.5%	4.9%	3.7%	3.1%	3.9%	
自己去医院	人数	227	145	68	66	38	544
	百分比	29.3%	23.5%	24.9%	20.2%	21.0%	
自己去计生站	人数	146	91	37	63	38	375
	百分比	18.8%	14.7%	13.6%	19.3%	21.0%	
合计		776	618	273	327	181	2 175

筛查。计生、卫生部门这类政府主导的免费服务为中老年妇女提供了妇科病检查的便利渠道,但由于 40 岁以上的农村妇女一般都是家庭妇女,没有长期稳定工作,因此参加工作单位组织的妇科检查在农村地区极少。不同年龄的农村中老年妇女主动自行妇检的行为有差异,年龄越高自己去医院进行妇科检查的比例越低;不同年龄农村中老年妇女自己去计生站体检的比例分布是两头高中间低。相较于以前,尽管目前农村妇女主动妇检比例已经有提高,但也仍只是一部分健康意识强烈或者已有明显患病症状的人才会主动去医疗机构检查。

不同地区农村中老年妇女妇科检查的组织单位有所不同,如表 3 - 32 所示,各地农村妇女均以参加计生部门组织的妇科检查为主,但中部地区较西部高出 9 个百分点,但东部农村妇女参加卫生部门组织的妇检比例却远远低于中西部地区。目前各部门在农村开展的免费妇检服务项目相对单一,对社会经济条件发展较好、新农合全面覆盖的东部地区,农村妇女可能更愿意自费到医院去检查。各地妇检组织单位的分布中,东部地区农村妇

表 3 - 32　近两年做过妇科检查的不同地区调查对象与组织单位交互分析

组织单位		调查地区			合计
		东部	中部	西部	
卫生部门	人数	53	190	258	501
	百分比	7.5%	33.4%	28.6%	
计生部门	人数	513	430	600	1543
	百分比	72.8%	75.6%	66.6%	
工作单位	人数	49	12	23	84
	百分比	7.0%	2.1%	2.6%	
自己去医院	人数	209	154	181	544
	百分比	29.6%	27.1%	20.1%	
自己去计生站	人数	113	25	237	375
	百分比	16.0%	4.4%	26.3%	
合计		705	569	901	2 175

女自己去医院妇检的比例最高，西部地区自己去计生站妇检的比例最高，而中部地区自己去计生站的比例极低。西部地区由于计划生育初期开始着力建设计生技术服务资源，计生服务站具备较好的服务能力并且向群众提供免费或低收费的计生服务，因此能吸引农村妇女前去就医；中部地区存在着基层乡镇层面卫生与计生服务资源整合。由卫生院或妇幼保健院为农村群众提供卫生、计生服务，因此在部分农村没有单独设立计生站，导致调查中中部地区妇检自己去计生站的比例极低。

③ 妇科病检出情况。

近两年做过妇检的农村妇女中检出妇科病的患病率为 57.8%。不同妇科病种的患病率如图 3－16 所示，妇科病在农村中老年妇女中比较普遍，她们所患的妇科病主要是阴道炎和宫颈炎，而有的人还不仅患一种妇科病，检查出妇科病的人平均患有 1.57 个妇科病种。641 名检查出阴道炎的中老年妇女中，50.2%的人知道自己所患为霉菌性阴道炎，43.8%的人知道自己所患为滴虫性阴道炎，也有些人不清楚自己患上哪种阴道炎。

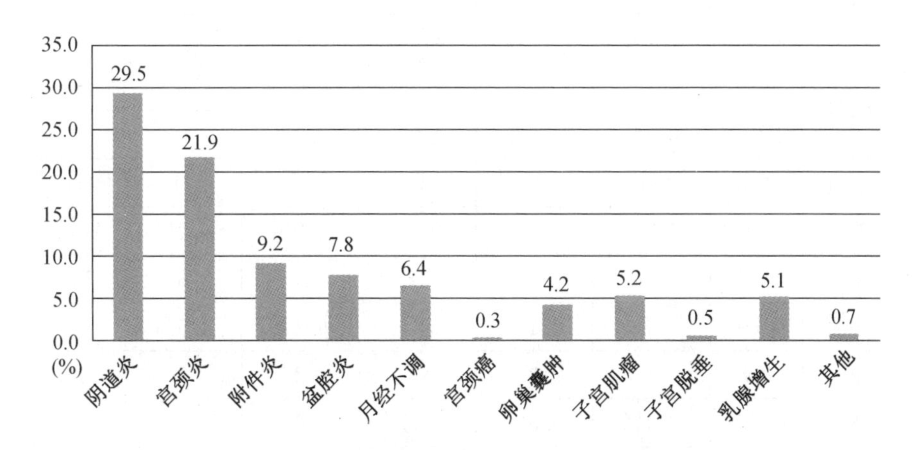

图 3－16　农村中老年妇女妇科病检出患病率

做过妇检的农村中老年妇女，所患妇科病种构成在年龄间存在差别，如表 3－33 所示，54 岁以下的中年妇女检出妇科病的患病率均高于 55 岁以上老年妇女。阴道炎与宫颈炎是影响各年龄组农村中老年妇女的身体健康的主要妇科病，阴道炎在 50～54 岁农村妇女中检出患病率最高达到 34.3%，而 55 岁以上老年妇女宫颈炎患病率下降到 20%以下。附件炎、盆

表 3-33　不同年龄妇检对象患病率分布

		年龄分组					合计
		40～44 岁	45～49 岁	50～54 岁	55～59 岁	60～64 岁	
没有疾病	人数	324	228	100	164	93	909
	百分比	41.8%	37.3%	36.9%	50.5%	52.2%	
阴道炎	人数	219	186	93	93	50	641
	百分比	28.3%	30.4%	34.3%	28.6%	28.1%	
宫颈炎	人数	184	147	61	57	27	476
	百分比	23.7%	24.1%	22.5%	17.5%	15.2%	
附件炎	人数	78	52	21	30	19	200
	百分比	10.1%	8.5%	7.7%	9.2%	10.7%	
盆腔炎	人数	80	36	18	26	10	170
	百分比	10.3%	5.9%	6.6%	8.0%	5.6%	
月经不调	人数	60	44	15	10	10	139
	百分比	7.7%	7.2%	5.5%	3.1%	5.6%	
宫颈癌	人数	1	5	0	0	0	6
	百分比	0.1%	0.8%	0.0%	0.0%	0.0%	
卵巢囊肿	人数	34	28	11	7	11	91
	百分比	4.4%	4.6%	4.1%	2.2%	6.2%	
子宫肌瘤	人数	30	37	18	20	8	113
	百分比	3.9%	6.1%	6.6%	6.2%	4.5%	
子宫脱垂	人数	3	3	1	2	1	10
	百分比	9.4%	9.5%	9.4%	9.6%	9.6%	
乳腺增生	人数	54	33	14	9	2	112
	百分比	7.0%	5.4%	5.2%	2.8%	1.1%	
其他	人数	5	5	2	1	3	16
	百分比	0.6%	0.8%	0.7%	0.3%	1.7%	
人数		775	611	271	325	178	2 160

腔炎患病率虽然不及阴道炎、宫颈炎普遍高发，但是也应当引起重视，卵巢囊肿、子宫肌瘤、乳腺增生在各年龄间农村妇女的检出率也不容忽视。调研中发现，近两年做过妇科检查的50岁以上农村妇女明显少于40～49岁育龄妇女，但是妇科病在各年龄段中老年妇女中普遍高发，这种现象说明一方面老年妇女健康检查意识需要加强，另一方面卫生、计生对老年妇女生殖健康保健服务更需要加强。

不同地区中老年农村妇女妇科病检出患病率有明显差别，如表3-34所示，东、中、西部地区患病率依次为60%、49.1%、62.5%。尽管中、西部地区阴道炎患病率略高于东部，但却能说明各地区妇科病患病均以阴道炎为首。宫颈炎患病率在中部地区最高达到29.3%，西部地区为24.7%，东部地区为12.6%，显示宫颈炎发病具有一定的区域性，中、西部地区农村中老年妇女宫颈炎患病情况较东部更严重；同时附件炎、盆腔炎的患病率也表现出由东向西依次升高的现象，造成地区间农村中老年妇女此类妇科病患病分布的原因，可能与中西部农村卫生条件相对较差，性卫生观念与卫生行为不强有关系。但是卵巢囊肿、子宫肌瘤、乳腺增生在东部农村中老年妇女中的患病率明显却高于中西部，这可能与中部地区生活水平相对高有关。

表3-34　不同地区妇检对象患病率分布

		调查地区			合计
		东部	中部	西部	
没有疾病	人数	279	294	336	909
	百分	40.0%	51.9%	37.5%	
阴道炎	人数	191	164	286	641
	百分	27.4%	29.0%	31.9%	
宫颈炎	人数	88	166	222	476
	百分	12.6%	29.3%	24.7%	
附件炎	人数	43	40	117	200
	百分	6.2%	7.1%	13.0%	
盆腔炎	人数	38	33	99	170
	百分	5.5%	5.8%	11.0%	

（续表）

		调查地区			合计
		东部	中部	西部	
月经不调	人数	30	58	51	139
	百分	4.3%	10.2%	5.7%	
宫颈癌	人数	2	0	4	6
	百分	0.3%	0.0%	0.4%	
卵巢囊肿	人数	47	6	38	91
	百分	6.7%	1.1%	4.2%	
子宫肌瘤	人数	64	9	40	113
	百分	9.2%	1.6%	4.5%	
子宫脱垂	人数	1	4	5	10
	百分	0.1%	0.7%	0.6%	
乳腺增生	人数	62	12	38	112
	百分	8.9%	2.1%	4.2%	
其他	人数	9	2	5	16
	百分	1.3%	0.4%	0.6%	
人数		697	566	897	2 160

④ 就医行为。

86.6%查出妇科病的农村妇女都进行了治疗，可见多数农村中老年妇女对检查出的妇科病比较重视，但也有部分（172 人）查出妇科病后没治疗。问及未治疗妇科病的最主要原因，50%的人认为自己病情不严重，20.7%的人没钱治疗，14%的人认为没必要去治疗，12.8%的人不好意思去看妇科病。尽管人数不多，但是农村中老年妇女中也存在有妇科病不治、无钱治病的现象，久病不治可能出现使小毛病越拖越严重的现象。

问及农村中老年妇女“如果您有妇科病，会先到哪里看病？”的就医机构问题时，主要就医机构分布依次为乡镇计生服务室、乡镇卫生院、县（市、区）级医院三类医疗单位，如图 3 - 17 所示。由于计划生育服务站长期在农村已经开展了计生技术服务，在农村妇女群体中具有相当的认同程度，约三分

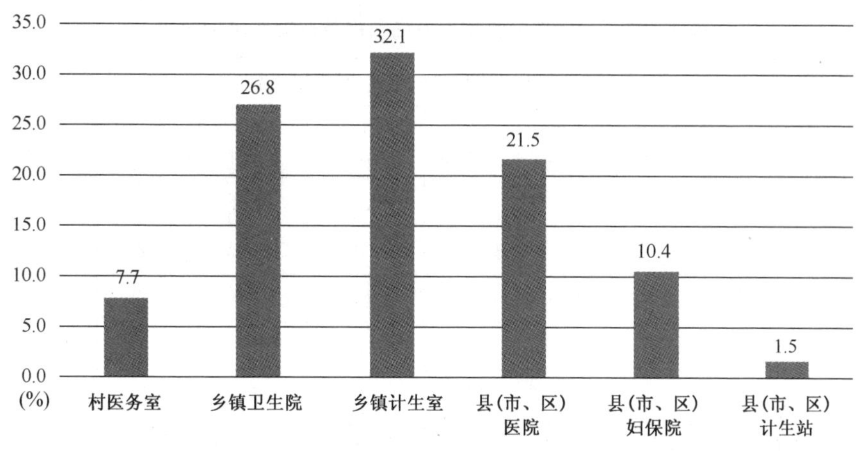

图 3－17　农村中老年妇女患妇科病就医机构

之一的中老年妇女如果患妇科病会首先到乡镇服务站就医；一直在农村基层提供卫生服务的乡镇卫生院也是中老年妇女妇科病就诊首选单位；同时可能由于农村社会整体发展，人们对医疗条件要求提高，也有约五分之一的中老年妇女会直接选择县(市、区)医院看妇科病。

不同年龄农村中老年妇女如果患有妇科病，首先选择就诊的医疗机构分布有显著差异，如表 3－35 所示。各年龄组中老年妇女首先就诊机构次序均未有不同，但是随着年龄的增长，首选去县(市、区)医院看病的比例在下降，特别是 55 岁以上老年妇女组的比例快速下降，由 54 岁以下组的 24%左右迅速下降到 55 岁至 20%以下；而去乡镇卫生院就诊的比例却随着年龄的增长有小幅下降。同时调查数据中 10%以上的老年妇女首选在村医务室看妇科病，也反映村医务室对农村老年妇女就诊的重要性高于中年妇女。

不同地区农村中老年妇女妇科病首选就医机构分布有显著差异，具有明显的地域性，如表 3－36 所示。东部地区中老年妇女集中选择本乡镇的计生服务室或卫生院看妇科病，可见她们认为乡镇级医疗资源可以满足其妇科病诊治需求；中部地区首选就诊机构则以县(市、区)医院、妇保院为主，乡镇卫生院为补充的分布模式，农村中老年妇女就医意向表明中部地区农村妇科病诊治的任务由县(市、区)级卫生机构承担着；西部地区农村中老年妇女妇科病首选就医机构以乡镇级计生站、卫生院为主，村级医务室、县(市、区)医院为辅，其就医机构分布模式相对较分散。

表 3-35　不同年龄调查对象妇科病首选就医机构分布

		如果有妇科病，会先到哪里看病						合计
		村医务室	乡镇卫生院	乡镇计生室	县(市、区)医院	县(市、区)妇保院	县/市计生站	
40～44岁	人数	41	239	308	230	114	16	948
	百分比	4.3%	25.2%	32.5%	24.3%	12.0%	1.7%	100.0%
45～49岁	人数	41	218	283	203	91	12	848
	百分比	4.8%	25.7%	33.4%	23.9%	10.7%	1.4%	100.0%
50～54岁	人数	29	136	147	120	51	8	491
	百分比	5.9%	27.7%	29.9%	24.4%	10.4%	1.6%	100.0%
55～59岁	人数	73	200	229	122	66	5	695
	百分比	10.5%	28.8%	32.9%	17.6%	9.5%	0.7%	100.0%
60～64岁	人数	80	129	136	63	35	10	453
	百分比	17.7%	28.5%	30.0%	13.9%	7.7%	2.2%	100.0%
合计	人数	264	922	1 103	738	357	51	3 435
	百分比	7.7%	26.8%	32.1%	21.5%	10.4%	1.5%	100.0%

$\chi^2=131.331, p=0.000$

表 3-36　不同地区调查对象妇科病首选就医机构分布

		如果有妇科病，会先到哪里看病						合计
		村医务室	乡镇卫生院	乡镇计生室	县(市、区)医院	县(市、区)妇保院	县(市、区)计生站	
东部	人数	57	311	516	53	53	2	992
	百分比	5.7%	31.4%	52.0%	5.3%	5.3%	0.2%	100.0%
中部	人数	13	198	12	494	255	18	990
	百分比	1.3%	20.0%	1.2%	49.9%	25.8%	1.8%	100.0%
西部	人数	194	413	575	191	49	31	1453
	百分比	13.4%	28.4%	39.6%	13.1%	3.4%	2.1%	100.0%
合计	人数	264	922	1 103	738	357	51	3 435
	百分比	7.7%	26.8%	32.1%	21.5%	10.4%	1.5%	100.0%

$\chi^2=1\,459.31, p=0.000$

居住地距离医疗单位的远近影响就诊的便利性，调研数据反映出各地区群众居住地与乡镇医疗单位的距离有显著差别，如表 3 - 37 所示。东部地区距离调查样本村 3 公里以下与 3 公里以上的乡镇医疗单位分布基本相同；中部地区医疗单位距离主要在 5 公里以下；西部单位距离则主要在 3 公里以内。由于抽样调查中选择的样本村与乡镇位置不同，直接影响了不同地区群众与医疗单位的距离差异分布。不分地区，农村群众与乡镇医疗单位的距离在 3 公里以内的比例略高，5 公里以上的也占到五分之一以上。由于近年我国农村实行的自然村合并、乡镇合并的调整政策，即出现了地域范围较大的农村乡镇，特别是西部地区更明显，部分农村距离乡镇医院路程较远，给群众看病就医带来不便。

表 3 - 37　不同地区居住地与乡镇医疗单位距离分布

		居住地离乡镇医疗单位距离				合计
		不足 1 公里	1～3 公里	3～5 公里	5 公里及以上	
东部	人数	103	391	149	348	991
	百分比	10.4%	39.5%	15.0%	35.1%	100.0%
中部	人数	153	355	313	165	986
	百分比	15.5%	36.0%	31.7%	16.7%	100.0%
西部	人数	487	519	155	288	1 449
	百分比	33.6%	35.8%	10.7%	19.9%	100.0%
合计	人数	743	1 265	617	801	3 426
	百分比	21.7%	36.9%	18.0%	23.4%	100.0%

$\chi^2=408.78, p=0.000$

⑤ 更年期保健。

2 302 名调查对象回答知道妇女有更年期，占有效应答人数的 66.9%，但是在年龄、地区间农村中老年妇女对更年期的知晓程度有显著差别，如表 3 - 38 所示。由于农村妇女文化程度较低，日常生活接触面有限，随着年龄的增长，对妇女有更年期这一现象的知晓程度越来越弱，40～44 岁组中年妇女中 78.8%知道更年期，但 60～64 岁老年妇女中只有 47.4%知道更年期。地区间不管是经济、文化、人口素质等方面，东部地区一直较中、西部地区发达，反映在更年期知晓率分布上亦如此，东部地区近90%的农村中老年妇女都知道妇女会有更年期，但中、西部这一比例却分别为54.2%、60%，更年期知识及保健在我国中、西部农村的工作任重道远。

表3-38 不同年龄、地区调查对象更年期知晓程度

			你知道妇女有更年期吗		合计
			知道	不知道	
年龄分组	40～44岁	人数	747	201	948
		百分比	78.8%	21.2%	100.0%
	45～49岁	人数	619	233	852
		百分比	72.7%	27.3%	100.0%
	50～54岁	人数	310	181	491
		百分比	63.1%	36.9%	100.0%
	55～59岁	人数	411	285	696
		百分比	59.1%	40.9%	100.0%
	60～64岁	人数	215	239	454
		百分比	47.4%	52.6%	100.0%
调查地区	东部	人数	889	102	991
		百分比	89.7%	10.3%	100.0%
	中部	人数	537	454	991
		百分比	54.2%	45.8%	100.0%
	西部	人数	876	583	1 459
		百分比	60.0%	40.0%	100.0%

年龄间 $\chi^2=174.14$，$p=0.000$；地区间 $\chi^2=336.11$，$p=0.000$

在知道更年期的中老年妇女中，1 301人(59.5%)明确表示经历了更年期，其中更年期期间不同年龄、地区的农村中老年妇女身体不适反映分布没有明显差异，39.7%的人身体没有变化，45.5%反映较轻，14.8%反映较重。据调查，更年期的平均人均有2.1种不适症状，主要不适症状表现为月经不调、腰酸背痛、烦躁易怒等，如图3-18所示。可能由于农村中老年妇女长期从事家务、农活等体力劳动，身体素质较好，更年期期间能够平稳渡过，有严重身体不适反映的比例较少。

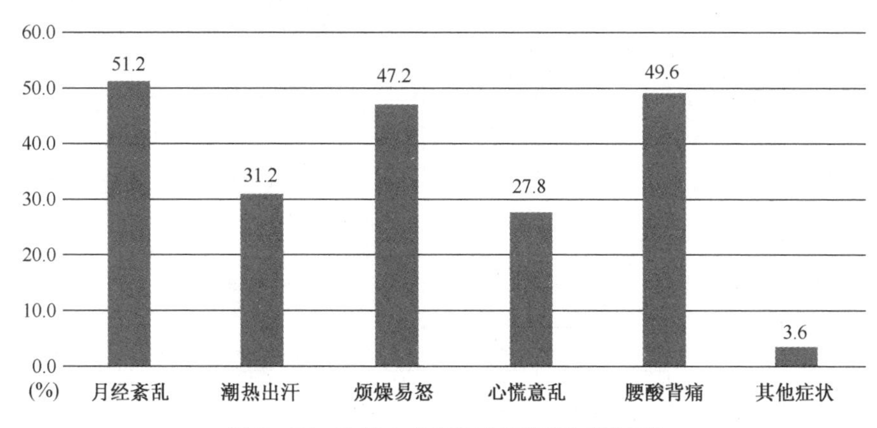

图 3-18　农村中老年妇女更年期不适症状

农村中老年妇女认为有更年期综合征需要去看医生的比例为 53.2%，在不同年龄、地区间农村中老年妇女看法有显著差异，如表 3-39 所示。45 岁以上的农村中老年妇女均有 50%左右的人认为更年期综合征需要看医生，但 40～44 岁的农村中年妇女却有 58.1%认为要看医生，较 45 岁以上人群比例高；类似地在地区间，东部、中部地区农村中老年妇女认为更年期综合征需要看医生的比例均未及 50%，但西部地区这一比例为 60%，高出东、中部地区十余个百分点。

表 3-39　不同年龄、地区调查对象对更年期综合征是否就医的态度

			您觉得妇女有更年期综合征需要看医生吗			合计
			需要	不需要	无所谓	
年龄分组	40～44 岁	人数	425	191	116	732
		百分比	58.1%	26.1%	15.8%	100.0%
	45～49 岁	人数	305	193	97	595
		百分比	51.3%	32.4%	16.3%	100.0%
	50～54 岁	人数	148	117	33	298
		百分比	49.7%	39.3%	11.1%	100.0%

（续表）

			您觉得妇女有更年期综合征需要看医生吗			合计
			需要	不需要	无所谓	
年龄分组	55～59岁	人数	198	141	54	393
		百分比	50.4%	35.9%	13.7%	100.0%
	60～64岁	人数	110	60	41	211
		百分比	52.1%	28.4%	19.4%	100.0%
调查地区	东部	人数	431	292	147	870
		百分比	49.5%	33.6%	16.9%	100.0%
	中部	人数	248	172	102	522
		百分比	47.5%	33.0%	19.5%	100.0%
	西部	人数	507	238	92	837
		百分比	60.6%	28.4%	11.0%	100.0%

年龄间 $\chi^2=27.68, p=0.001$；地区间 $\chi^2=35.68, p=0.000$

对妇女绝经后是否还需要性生活的问题，只有5.7%的农村中老年妇女回答很需要，53.5%的人认为偶尔需要，15.5%的人认为绝经后不需要性生活，25.3%的农村妇女不清楚绝经后是否还需要性生活。随着年龄的增长，回答绝经后很需要性生活的比例从40岁组的11.4%到60岁组的2.2%越来越低，如表3-40所示；回答偶尔需要的比例则从40岁组的51.1%逐渐增高到50岁组的61.8%后开始下降；回答不需要的比例由中年向老年组逐渐增长，60岁组这一比例已达到30.2%。在地区间，东部回答绝经后很需要性生活的比例高于中西部；回答偶尔需要的性生活比例由东向西部比例逐渐下降；而回答不需要性生活的比例则呈现由东向西逐渐升高的趋势。不同年龄、地区间，农村中老年妇女对绝经后是否需要性生活的看法均有显著差异，年龄较低、东部地区的中老年妇女认为绝经后夫妻间依然需要性生活的较高。

表 3-40 不同年龄、地区调查对象对绝经后是否需要性生活的态度

			您认为妇女绝经后还需要性生活吗				合计
			很需要	偶尔需要	不需要	不清楚	
年龄分组	40～44岁	人数	108	485	65	291	949
		百分比	11.4%	51.1%	6.8%	30.7%	100.0%
	45～49岁	人数	50	490	95	215	850
		百分比	5.9%	57.6%	11.2%	25.3%	100.0%
	50～54岁	人数	12	304	80	96	492
		百分比	2.4%	61.8%	16.3%	19.5%	100.0%
	55～59岁	人数	17	373	153	149	692
		百分比	2.5%	53.9%	22.1%	21.5%	100.0%
	60～64岁	人数	10	187	137	120	454
		百分比	2.2%	41.2%	30.2%	26.4%	100.0%
调查地区	东部	人数	89	608	100	189	986
		百分比	9.0%	61.7%	10.1%	19.2%	100.0%
	中部	人数	20	522	157	290	989
		百分比	2.0%	52.8%	15.9%	29.3%	100.0%
	西部	人数	88	709	273	392	1 462
		百分比	6.0%	48.5%	18.7%	26.8%	100.0%

年龄间 $\chi^2=268.86$，$p=0.000$；地区间 $\chi^2=112.09$，$p=0.000$

⑥ 卫生习惯。

在清洗下身的卫生习惯上，农村中老年妇女与她们的丈夫不同，如图 3-19 所示。尽管不是所有农村中老年妇女及其丈夫能每天清洗下身，但从清洗频率分布上看中老年妇女的卫生习惯要好于其丈夫。尽管只有 48%的农村中老年妇女能够做到每天清洗下身，这一比例还是要高于她们丈夫 36.7%的比例，而每两天洗或每周洗的中老年妇女的比例都要高于她们的丈夫；农村也存在着少数农村中老年妇女或她们的丈夫从来不洗下身，还有 16.9%的农村中老年妇女不清楚她们的丈夫是否清洗下身。由此分析农村中老年夫妻不注意清洗下身的卫生习惯可能是导致农

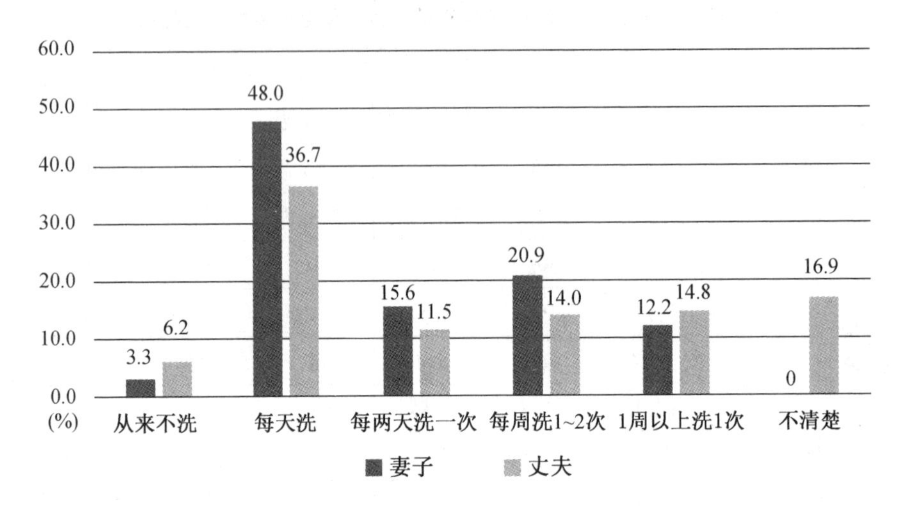

图 3-19　农村中老年妇女及其丈夫卫生习惯

村中老年妇女妇科病高发的重要原因之一。

不同年龄农村中老年妇女、她们丈夫清洗下身习惯均有显著差异，如表 3-41 所示。60 岁以下的农村中老年妇女每天洗下身的比例均在 50%左右，60 岁以上的这一比例就下降至 34.9%，每周清洗 1～2 次的比例在各年龄组仅次于每天清洗，而每两天洗一次比例则随着年龄的增长而下降，一周以上清洗 1 次的比例反之随着年龄增长而上升，60 岁老年妇女这一比例已达 23.3%。各年龄组农村中老年妇女的丈夫清洗下身的卫生习惯均差于妻子，各种清洗下身的频率上，不同年龄组中老年妇女的丈夫的比例分布几乎都低于妻子，但在从来不清洗下身的选项上，丈夫的这一比例在各年龄组均高于妻子，并且年龄越大比例高出幅度越大。由于丈夫外出打工、或夫妻不住在一起等因素，妻子不清楚丈夫是否清洗下身，年龄越长不清楚的比例越高。

表 3－41　不同年龄调查对象及其丈夫是否清洗下身分布

			平时是否清洗下身						合计
			从来不洗	每天洗	每两天洗1次	每周洗1～2次	1周以上洗1次	不清楚	
年龄分组	40～44岁	妻子	0.6%	51.6%	18.2%	21.2%	8.4%	—	953
		丈夫	2.6%	38.6%	14.6%	16.3%	13.4%	14.5%	936
	45～49岁	妻子	2.4%	50.6%	18.4%	18.2%	10.4%	—	847
		丈夫	4.0%	41.2%	12.2%	13.3%	14.3%	15.1%	830
	50～54岁	妻子	2.7%	46.8%	14.7%	24.7%	11.0%	—	489
		丈夫	6.9%	36.0%	10.1%	13.7%	17.3%	16.0%	475
	55～59岁	妻子	5.3%	49.2%	13.0%	19.3%	13.1%	—	693
		丈夫	9.3%	36.4%	8.3%	12.4%	14.7%	19.0%	654
	60～64岁	妻子	8.1%	34.9%	10.1%	23.5%	23.3%	—	455
		丈夫	13.1%	24.5%	9.4%	12.8%	16.2%	24.0%	413
合计		妻子	3.3%	48.0%	15.6%	20.9%	12.2%	—	3 437
		丈夫	6.2%	36.7%	11.5%	14.0%	14.8%	16.9%	3 308

中老年妇女 $\chi^2=174.69$，$p=0.000$；丈夫 $\chi^2=136.45$，$p=0.000$

不同地区农村中老年妇女及其丈夫清洗下身的习惯均有显著差异，如表 3－42 所示。不同年龄中老年妇女及其丈夫每天清洗下身比例呈现中部高于东部、东部高于西部的现象，分析中部每天清洗的比例高的一个重要原因为中部地区的一个样本点为海南，热带季风气候使海南常年气温在 22 度以上，每天冲凉是大多数当地人的生活习惯。东部、西部中老年妇女每周清洗 1～2 次的比例 23.3%、27.5%均高于每两天清洗一次的比例，并且也高于丈夫清洗比例。从来不清洗的比例分布从东部到西部均为丈夫高于妻子，妻子不清楚丈夫是否清洗下身的比例西部最高达到 22.8%。

表 3-42　不同地区调查对象及其丈夫是否清洗下身分布

			您丈夫平时是否清洗下身						合计
			从来不洗	每天洗	每两天洗 1 次	每周洗 1～2 次	1 周以上洗 1 次	不清楚	
调查地区	东部	妻子	1.9%	54.2%	14.8%	23.3%	5.7%	—	990
		丈夫	4.4%	39.9%	13.7%	12.3%	15.7%	13.9%	954
	中部	妻子	1.3%	71.8%	16.4%	8.6%	1.8%	—	984
		丈夫	5.1%	59.2%	10.8%	8.3%	5.4%	11.3%	950
	西部	妻子	5.5%	27.8%	15.7%	27.5%	23.6%	—	1 463
		丈夫	8.2%	19.2%	10.3%	18.9%	20.5%	22.8%	1 404
合计		妻子	3.3%	48.0%	15.6%	20.9%	12.2%	—	3 437
		丈夫	6.2%	36.7%	11.5%	14.0%	14.8%	16.9%	3 308

中老年妇女 $\chi^2=670.99$，$p=0.000$；丈夫 $\chi^2=461.29$，$p=0.000$

⑦ 健康自评。

农村中老年妇女对自己身体健康状况比较乐观，39.1%的人认为自己身体健康，36.5%的人认为身体一般、没什么毛病，19.8%的人表示自己身体有点小毛病，只有 4.6%的人会经常生病。但对身体健康状况的自我评价在年龄、地区间都有显著差别，如表 3-43 所示。近半数(48.8%)40～44 岁的中年妇女自评身体健康，45 岁以上年龄组自评健康比例小幅度下降，至 55～59 岁组降至最低 31.4%后又出现上升，60～64 岁组老年妇女自评健康比例为 35%；自评身体健康状况为一般的变化趋势与自评为健康在年龄组间分布相反，认为自己身体健康一般的比例 40 岁组到 55 岁组一直上升，但 60 岁后下降；年龄越大，农村中老年妇女有点小毛病的比例越高，50 岁后约五分之一的农村妇女身体都有些小毛病，但经常生病的农村妇女比例却不高，60 岁年龄组老年妇女经常生病的比例最高也仅为 7.5%。不同地区农村中老年妇女自评为健康与一般的比例分布，中部与东部、西部有明显不同，中部健康比例低、一般比例高于东、西部；中部农村中老年妇女有点小毛病的比例最高达到 26%，但经常生病的比例却是西部地区最高为 7.1%。尽管年龄、地区间农村中老年妇女健康状况分布有显著性差异，但这一群体整体身体健康自评是比较好的，75.6%的人认为自己没什么毛病，身体健康状况良好。

表 3-43 不同年龄、地区调查对象健康自评

			您觉得自己的健康状况如何				合计
			健康	一般	有点小毛病	经常生病	
年龄分组	40～44 岁	人数	460	306	151	26	943
		百分比	48.8%	32.4%	16.0%	2.8%	100.0%
	45～49 岁	人数	332	313	166	25	836
		百分比	39.7%	37.4%	19.9%	3.0%	100.0%
	50～54 岁	人数	165	183	107	31	486
		百分比	34.0%	37.7%	22.0%	6.4%	100.0%
	55～59 岁	人数	216	284	145	42	687
		百分比	31.4%	41.3%	21.1%	6.1%	100.0%
	60～64 岁	人数	158	157	103	34	452
		百分比	35.0%	34.7%	22.8%	7.5%	100.0%
调查地区	东部	人数	424	330	193	31	978
		百分比	43.4%	33.7%	19.7%	3.2%	100.0%
	中部	人数	283	418	255	25	981
		百分比	28.8%	42.6%	26.0%	2.5%	100.0%
	西部	人数	624	495	224	102	1445
		百分比	43.2%	34.3%	15.5%	7.1%	100.0%

年龄间 $\chi^2=84.91, p=0.000$；地区间 $\chi^2=115.71, p=0.000$

4. 服务现状与服务需求

(1) 健康服务现状。

近两年，70.2%的农村中老年妇女接受过健康知识教育，健康知识中以预防高血压、预防糖尿病及更年期健康保健为主，如图 3-20 所示。随着健康生活观念深入人心，农村居民对健康问题也日渐关注。农村中老年妇女了解健康知识的针对性更强，在中老年人群中容易出现的高血压、糖尿病等成为她们重点了解的保健知识，62.4%的中老年妇女接受过预防高血压的知识，51.8%接受过预防糖尿病知识，47.1%接受过更年期保健知识教育。

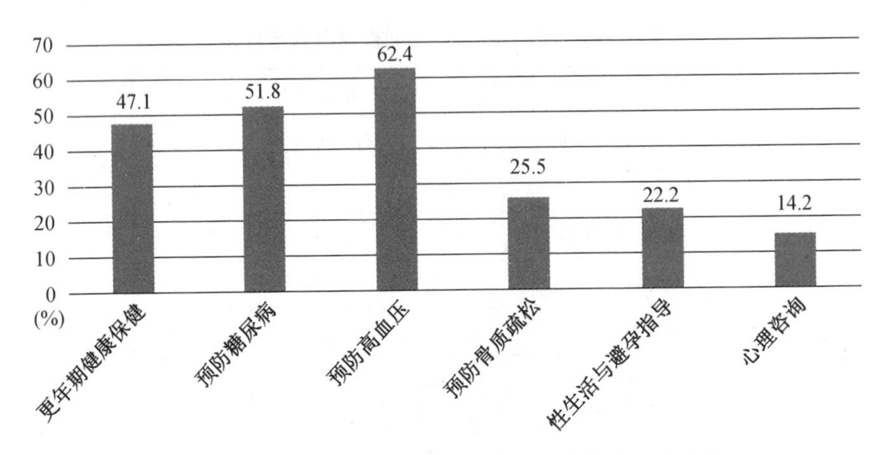

图 3－20　近两年农村中老年妇女接受的健康知识教育

不同年龄的农村中老年妇女在接受健康知识教育时，首选内容均为预防高血压、冠心病及更年期保健，但年龄越大，发病风险越高的中老年妇女了解预防高血压、糖尿病知识的比例越高，而 50 岁前后正处于更年期附近的中年妇女了解更年期保健的比例最高。由于对健康教育的重视，骨质疏松知识近年来在农村开始进行预防教育，各年龄组都了解过这方面知识；40～49 岁中年妇女因其还处在育龄期会接受性生活及避孕指导服务，这一比例要明显高于退出育龄期的年龄组。如表 3－44 所示。

表 3－44　不同年龄调查对象接受健康知识教育内容分布

		年龄分组					合计
		40～44 岁	45～49 岁	50～54 岁	55～59 岁	60～64 岁	
更年期健康保健	人数	288	308	185	231	134	1 146
	百分比	42.0%	50.0%	53.3%	48.6%	43.6%	
预防糖尿病	人数	325	297	194	255	189	1 260
	百分比	47.4%	48.2%	55.9%	53.7%	61.6%	
预防高血压	人数	380	378	235	312	213	1518
	百分比	55.4%	61.4%	67.7%	65.7%	69.4%	
预防骨质疏松	人数	150	164	80	149	76	619
	百分比	21.9%	26.6%	23.1%	31.4%	24.8%	

（续表）

		年龄分组					合计
		40～44 岁	45～49 岁	50～54 岁	55～59 岁	60～64 岁	
性生活与避孕指导	人数	251	136	46	66	40	539
	百分比	36.6%	22.1%	13.3%	13.9%	13.0%	
心理咨询	人数	127	100	34	54	29	344
	百分比	18.5%	16.2%	9.8%	11.4%	9.4%	
合计		686	616	347	475	307	2 431

不同地区农村中老年妇女接受最多的三项健康知识内容依然没有改变，但是各地区预防高血压、糖尿病及更年期保健知识的比例分布有差异，如表 3－45。东部地区农村中老年妇女了解预防高血压知识的比例最高为 57.4%，与了解预防糖尿病知识的比例 52.5%仅相差约 5 个百分点；中、西部地区了解预防高血压知识的比例分别高出中部了解预防糖尿病知识的比例、西部了解更年期保健知识的比例 20 余个百分点，这反映出东部农村中老年妇女了解这三类健康知识的比例比较均衡，而中西部地区更注重预防高血压知识的学习了解。

表 3－45　不同地区调查对象接受健康知识教育内容分布

		调查地区			合计
		东部	中部	西部	
更年期健康保健	人数	442	243	461	1 146
	百分比	54.4%	48.2%	41.3%	
预防糖尿病	人数	424	223	613	1 260
	百分比	52.2%	44.2%	55.0%	
预防高血压	人数	466	326	726	1 518
	百分比	57.4%	64.7%	65.1%	
预防骨质疏松	人数	224	134	261	619
	百分比	27.6%	26.6%	23.4%	
性生活与避孕指导	人数	194	95	250	539
	百分比	23.9%	18.8%	22.4%	

（续表）

		调查地区			合计
		东部	中部	西部	
心理咨询	人数	83	67	194	344
	百分比	10.2%	13.3%	17.4%	
合计		812	504	1 115	2 431

目前，农村中老年妇女对基层生殖保健服务表示满意的占65.4%，认为服务一般的占31.4%，明确表示不满意的仅为2.7%。不同地区群众对基层生殖保健服务满意程度分布有显著差别，如表3－46所示，东部地区农村中老年妇女对基层生殖保健服务满意度最高为76.1%，其后依次为西部、中部。由各地区对服务评价为一般、不满意的比例分布可以看出，应当促进基层生殖保健服务的加强，从服务内容、服务形式等方面了解群众需求，增进服务质量和服务有效性。

表3－46　不同地区调查对象对基层生殖保健服务满意程度分布

			您对目前基层生殖保健服务是否满意			合计
			满意	一般	不满意	
调查地区	东部	人数	753	233	3	989
		百分比	76.1%	23.6%	0.3%	100.0%
	中部	人数	568	403	17	988
		百分比	57.5%	40.8%	1.7%	100.0%
	西部	人数	923	456	74	1 453
		百分比	63.5%	31.4%	5.1%	100.0%
合计		人数	2 244	1 092	94	3 430
		百分比	65.4%	31.8%	2.7%	100.0%

$\chi^2=128.44, p=0.000$

（2）服务需求。

① 服务需求内容。

问及农村中老年妇女希望在健康方面获得哪三项服务，她们人均回答

2.27 项。在农村中老年妇女的健康服务需求中，57.4%的人希望得到健康检查并治疗妇女病的服务，49.3%希望获得中老年性健康知识，如图 3-21 所示。37.1%的人选择妇女五期教育，但农村妇女对五期的确切含义——青春期、婚前期、孕产期、避孕期和更年期未必全部清楚，适用于她们的主要是避孕期及更年期教育；农村中老年妇女希望在更年期阶段得到专业的心理疏导，她们对更年期心理咨询的需求达到 34.9%，希望更年期后及时取环的需求为 19.2%。关于避孕节育方法的介绍、随访、并发症治疗等需求在农村中老年妇女中并不高，这与她们的年龄结构及生理期有关。农村中老年妇女基本已完成生育任务并采取了避孕措施或已退出育龄期，避孕节育对她们并非健康需求中首先要考虑的问题。

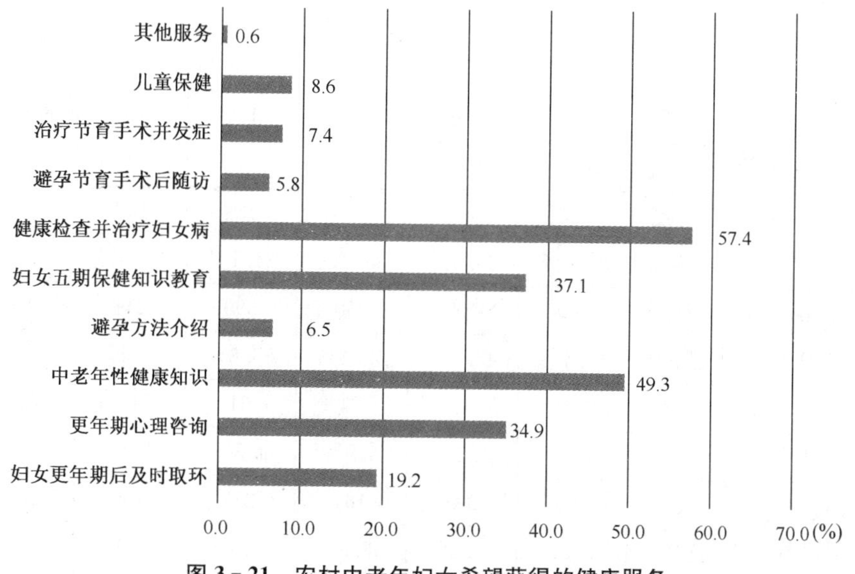

图 3-21　农村中老年妇女希望获得的健康服务

不同年龄的农村中老年妇女首要需求均为健康检查并治疗妇女病，其次为中老年性健康知识，如表 3-47 所示。农村中老年妇女对相关部门下乡体检是欢迎的，但是检查出疾病现场不进行诊治的做法让她们觉得美中不足，还需要自己再到卫生部门看病，有时因为病情不影响生活就不去看了，有时去医院还要重新再检查一遍，因此她们认为如果检查时也能治疗会大大方便村民。在农村，上了年纪的妇女在中老年夫妻性生活方面的保健知识相对匮乏，她们对年纪大了夫妻间要不要性生活、性健康等知识不懂，她们也需要必要的中老年性健康知识。对避孕节育相关服务，由于年龄相对较轻，40～44岁组中年妇女服务需求比其他年龄组略高。

由于农村家庭普遍存在奶奶会负责帮助儿女照顾孙子辈的现象，因此调查中专门设计一个答案选项为儿童保健知识需求选项，但各年龄组农村中老年妇女对有些选项需求并不强烈。分析原因在于健康服务需求是限选三项的多选题，中老年妇女首要的健康需求更关注针对自身的健康服务，她们当然也关注孙子辈的健康需求，但她们认为自己的儿女、现在的年轻人比自己懂得多，在孩子健康上不需要老人过多操心。

表3-47　不同年龄调查对象健康服务需求内容分布

		年龄分组					合计
		40～44岁	45～49岁	50～54岁	55～59岁	60～64岁	
妇女更年期后及时取环	人数	189	191	87	124	67	658
	百分比	20.1%	22.6%	17.7%	18.0%	14.8%	
更年期心理咨询	人数	316	309	187	234	148	1 194
	百分比	33.6%	36.5%	38.0%	34.1%	32.6%	
中老年性健康知识	人数	389	409	258	390	241	1 687
	百分比	41.4%	48.3%	52.4%	56.8%	53.1%	
避孕方法介绍	人数	109	45	24	31	13	222
	百分比	11.6%	5.3%	4.9%	4.5%	2.9%	
妇女五期保健知识教育	人数	369	323	164	255	159	1 270
	百分比	39.3%	38.2%	33.3%	37.1%	35.0%	
健康检查并治疗妇女病	人数	562	478	279	385	259	1 963
	百分比	59.8%	56.5%	56.7%	56.0%	57.0%	
避孕节育手术后随访	人数	89	34	21	33	23	200
	百分比	9.5%	4.0%	4.3%	4.8%	5.1%	
治疗节育手术并发症	人数	79	56	35	54	29	253
	百分比	8.4%	6.6%	7.1%	7.9%	6.4%	

（续表）

		年龄分组					合计
		40～44岁	45～49岁	50～54岁	55～59岁	60～64岁	
儿童保健	人数	95	74	42	47	35	293
	百分比	10.1%	8.7%	8.5%	6.8%	7.7%	
其他服务	人数	4	3	3	5	4	19
	百分比	0.4%	0.4%	0.6%	0.7%	0.9%	
合计		940	846	492	687	454	3 419

不同地区中老年妇女对健康服务的四项主要需求内容次序基本相同，但是需求比例在地区间有不同，如表3－48所示，如东部地区需要健康检查并治疗妇女病的比例高出西部6.5个百分点，西部地区对中老年性健康知识的需求低于中部约11个百分点。其余健康服务需求中，中部地区妇女更年期后及时取环的比例低于东、西部地区10余个百分点，但儿童保健需求高于东、西部，特别是高出东部约16个百分点；东部地区对避孕方法介绍的需求高出中、西部，而西部治疗节育手术并发症的需求高于中、东部地区。地区间服务需求反映出农村中老年妇女对健康服务需求既存在共性，也有明显的地区差异性。

表3－48　不同地区调查对象健康服务需求内容分布

		调查地区			合计
		东部	中部	西部	
妇女更年期后及时取环	人数	260	95	303	658
	百分比	26.3%	9.6%	20.9%	
更年期心理咨询	人数	329	338	527	1 194
	百分比	33.3%	34.3%	36.4%	
中老年性健康知识	人数	497	550	640	1 687
	百分比	50.4%	55.8%	44.2%	
避孕方法介绍	人数	110	36	76	222
	百分比	11.1%	3.7%	5.3%	

（续表）

		调查地区			合计
		东部	中部	西部	
妇女五期保健知识教育	人数	342	391	537	1 270
	百分比	34.7%	39.7%	37.1%	
健康检查并治疗妇女病	人数	602	572	789	1 963
	百分比	61.0%	58.1%	54.5%	
避孕节育手术后随访	人数	49	89	62	200
	百分比	5.0%	9.0%	4.3%	
治疗节育手术并发症	人数	34	55	164	253
	百分比	3.4%	5.6%	11.3%	
儿童保健	人数	15	170	108	293
	百分比	1.5%	17.3%	7.5%	
其他服务	人数	15	2	2	19
	百分比	1.5%	0.2%	0.1%	
合计		987	985	1 447	3 419

② 生殖健康教育服务途径需求。

农村中老年妇女生殖健康教育服务途径的需求以面授讲课形式为主，如图3－22所示，57.2%的人希望计划生育服务人员下乡讲课、48.8%的人希望医院医生下乡讲课宣讲生殖保健知识，农村群众更易于接受专业人员当面讲解生殖健康知识的方式。自行到计生、卫生部门工作人员了解，或通过宣传手册、挂图等书面形式了解生殖健康知识是农村中老年妇女接受生殖保健知识的第二大类途径；影视等媒介形式、亲友交流也是群众了解生殖保健知识的手段或途径。

不同年龄农村中老年妇女希望获得生殖保健知识的主要途径基本相同，即医生或计生人员下乡讲、自己到计生或卫生专业机构咨询，并且年龄间途径需求比例相差不大。在其他获得生殖保健知识的途径中存在着一种现象，即年龄越大，越倾向于亲友交流获得此类知识，而年龄越轻越倾向于通过宣传资料、影视、书报等平面媒介的形式获得知识。我国农村妇女文化

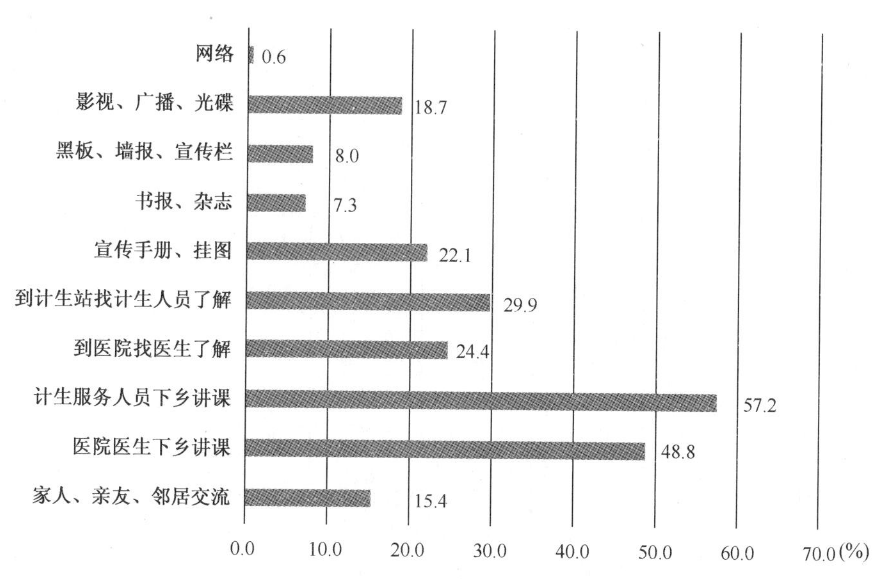

图 3－22 农村中老年妇女生殖健康教育服务途径需求

程度普遍偏低，特别是年龄越大文化程度越低，她们以书面文字、影碟接受知识的技能差，因此通过亲友邻居间的交流方式获取知识相对更易得。如表 3－49 所示。

表 3－49 不同年龄调查对象生殖健康教育服务途径需求分布

		年龄分组					合计
		40～44 岁	45～49 岁	50～54 岁	55～59 岁	60～64 岁	
家人、亲友、邻居交流	人数	114	118	80	126	90	528
	百分比	12.1%	13.9%	16.3%	18.2%	19.8%	
医院医生下乡讲课	人数	475	401	239	355	206	1 676
	百分比	50.2%	47.3%	48.7%	51.3%	45.4%	
计生服务人员下乡讲课	人数	548	457	292	415	250	1 962
	百分比	57.9%	53.9%	59.5%	60.0%	55.1%	
到医院找医生了解	人数	235	213	109	188	92	837
	百分比	24.8%	25.1%	22.2%	27.2%	20.3%	
到计生站找计生人员了解	人数	279	271	139	198	140	1 027
	百分比	29.5%	32.0%	28.3%	28.6%	30.8%	

(续表)

		年龄分组					合计
		40～44岁	45～49岁	50～54岁	55～59岁	60～64岁	
宣传手册、挂图	人数	239	205	105	124	85	758
	百分比	25.3%	24.2%	21.4%	17.9%	18.7%	
书报、杂志	人数	101	67	34	26	21	249
	百分比	10.7%	7.9%	6.9%	3.8%	4.6%	
黑板、墙报、宣传栏	人数	99	72	28	45	29	273
	百分比	10.5%	8.5%	5.7%	6.5%	6.4%	
影视、广播、光碟	人数	199	159	93	113	78	642
	百分比	21.0%	18.8%	18.9%	16.3%	17.2%	
网络	人数	14	3	2	0	0	19
	百分比	1.5%	0.4%	0.4%	0.0%	0.0%	
合计		946	848	491	692	454	3 431

不同地区农村中老年妇女对获得保健知识的途径需求分布不同，如表3-50所示，东部地区主要途径需求依次为计生人员下乡讲课、医生下乡讲课、自己到计生站咨询计生人员、通过影视光碟等形式；中部地区则为医生下乡讲课、计生人员下乡讲课、找医生、计生人员了解、宣传手册等资料；西部地区则为计生人员下乡讲课、医生下乡讲课、找计生人员、医生了解、宣传手册等资料。不同的需求途径反映了地区间机构服务特点的差异，中部地区群众更倾向于从卫生机构获得生殖保健知识，缘于卫生部门在基层计生、卫生服务中发挥主要作用，而中、西部计生作用相对较强。而中、西部农村中老年妇女希望以手册、挂图的直观形式自主获得生殖保健知识，东部则集中在影碟等途径，也反映出东部地区中老年妇女文化水平或认知手段相对较高。

表3-50　不同地区调查对象生殖健康教育服务途径需求分布

		调查地区			合计
		东部	中部	西部	
家人、亲友、邻居交流	人数	127	123	278	528
	百分比	12.8%	12.5%	19.1%	
医院医生下乡讲课	人数	399	655	622	1 676
	百分比	40.3%	66.6%	42.7%	
计生服务人员下乡讲课	人数	559	565	838	1 962
	百分比	56.4%	57.4%	57.6%	
到医院找医生了解	人数	208	289	340	837
	百分比	21.0%	29.4%	23.4%	
到计生站找计生人员了解	人数	343	216	468	1 027
	百分比	34.6%	22.0%	32.1%	
宣传手册、挂图	人数	168	228	362	758
	百分比	17.0%	23.2%	24.9%	
书报、杂志	人数	147	52	50	249
	百分比	14.8%	5.3%	3.4%	
黑板、墙报、宣传栏	人数	89	63	121	273
	百分比	9.0%	6.4%	8.3%	
影视、广播、光碟	人数	337	120	185	642
	百分比	34.0%	12.2%	12.7%	
网络	人数	16	0	3	19
	百分比	1.6%	0.0%	0.2%	
合计		991	984	1 456	3 431

③ 生殖健康检查需求。

3 434名有效应答人群中，45.9%的人对如果有关部门组织生殖健康检查的态度是“如果检查是免费的就会去”，如图3-23所示，农村中老年妇女对生殖健康检查首选是能免费才好；部分人健康意识较强，35.4%的人认为检查身体能早发现疾病，即使自己花钱也会去；而12.9%的人如果身体没有不舒服,是不会去做生殖健康检查的,另外有少数人对自己花钱去做健康检查不能接受。

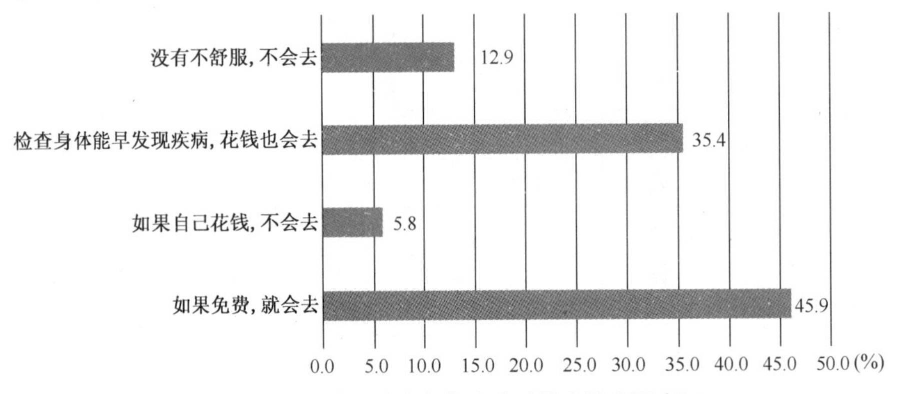

图 3-23　农村中老年妇女生殖健康检查需求

不同年龄的农村中老年妇女对生殖健康检查的态度有显著差异,如表3-50所示。各年龄的对检查如果免费就去的认同程度基本表现为随着年龄的增长而增长,40～44岁中年妇女中认同免费检查的比例为41.4%,45～59岁人群对此的认同比例在47%左右,60岁以上的老年妇女这一比例已升到50.4%。对如果自己花钱也会去做生殖健康检查认同的比例在40～44岁中年妇女中最高,45～49岁人人群对此的认同比例降至40%以下,而60岁以上老年妇女这一比例已降到30%以下。另外50岁以上中老年妇女如果没有不舒服就不会去做检查的比例整体高于49岁以下中年妇女。60岁以上老年妇女自己花钱就不会去做检查的比例最高。不同年龄间对生殖健康检查形式认同的差异性表明,农村中老年妇女中年龄越大健康意识越弱,主动体检意识不强,她们多希望能够进行免费检查服务。

不同地区的农村中老年妇女对生殖健康检查的态度存在显著差异,如表3-51所示。各地区对检查如果免费就会去的认同比例呈现东、西、中的高低次序;对如果自己花钱也会去的认同比例则表现为东、中、西的高低次序分布,即东部地区对生殖健康检查的无偿服务、有偿服务的认同比例都相对略高于中、西部。不同地区间农村中老年妇女如果感觉自己身体没有不舒服就不会去检查的比例中部略高,而自己花钱就不去检查的比例在西部明显偏高,达到9.8%。不同地区间对生殖健康检查形式认同的差异性表明,东部农村中老年妇女生殖健康检查意识强于中、西部地区。

表 3－51　不同年龄、地区调查对象生殖健康检查需求分布

			如果有关部门组织生殖健康检查,您会去吗				合计
			免费,就会去	自己花钱,不会去	自己花钱,也会去	没有不舒服,不会去	
年龄分组	40～44 岁	人数	393	51	407	98	949
		百分比	41.4%	5.4%	42.9%	10.3%	100.0%
	45～49 岁	人数	397	43	317	89	846
		百分比	46.9%	5.1%	37.5%	10.5%	100.0%
	50～54 岁	人数	234	28	151	79	492
		百分比	47.6%	5.7%	30.7%	16.1%	100.0%
	55～59 岁	人数	324	39	223	107	693
		百分比	46.8%	5.6%	32.2%	15.4%	100.0%
	60～64 岁	人数	229	38	116	71	454
		百分比	50.4%	8.4%	25.6%	15.6%	100.0%
调查地区	东部	人数	466	31	375	116	988
		百分比	47.2%	3.1%	38.0%	11.7%	100.0%
	中部	人数	440	26	371	153	990
		百分比	44.4%	2.6%	37.5%	15.5%	100.0%
	西部	人数	671	142	468	175	1 456
		百分比	46.1%	9.8%	32.1%	12.0%	100.0%

年龄间 $\chi^2=65.17$，$p=0.000$；地区间 $\chi^2=83.65$，$p=0.000$

（三）农村中老年妇女生殖健康状况小结

（1）农村中老年妇女平均怀孕次数为 2.77 次，她们的怀孕次数随着年龄增长有所增加，做过产检、最后孩子在医院出生的比例都随着年龄的下降而有所增长；东部地区农村中老年妇女怀孕次数少于中、西部，产检比例东部高于中、西部，但最后一孩医院出生比例中部地区最高。

（2）农村中老年妇女避孕方法以结扎为主，上环其次。40～49 岁中年妇女随着年龄增长，结扎比例下降，上环比例上升；东部地区中老年妇女上环比例高，中、西部地区结扎比例高。避孕方法获得机构在东部以乡级计生

站为主、乡级卫生院为辅，中部地区依靠县(市、区)、乡两级卫生机构，西部则依靠县(市、区)、乡计生服务机构。

(3) 采取过上环措施，绝经后有 23.5%的农村中老年妇女避孕环未取出，她们对绝经后取环的知识知晓程度普遍不高，中、西部对取环时间的正确认知比例远低于东部地区。

(4) 62.8%农村中老年妇女近两年做过妇科检查，妇科病患病率为 57.8%。她们所患的妇科病主要是阴道炎和宫颈炎，检查出妇科病的人平均患有 1.57 个妇科病种。

(5) 农村中老年妇女更年期症状较重的不到 15%，这可能与她们长期从事体力劳动有关系。半数以上的人认为绝经后还需要性生活，但随着年龄增大这一认同比例在下降。

(6) 农村中老年妇女希望通过计生服务人员、医院医生下乡讲课的形式获得健康检查并治疗妇女病、中老年性健康知识，她们也欢迎有关部门组织生殖健康免费检查。

第四部分　中老年妇女生殖健康服务机制中存在的主要问题与挑战

综上所述，本研究揭示了当前我国农村中老年妇女生殖的健康状况不容乐观，这个群体的生殖健康服务需求发生很大变化，可是在现有的妇幼保健和计划生育服务过程中不是被忽视就是被边缘化，未满足的需求集中在中老年妇女的围更年期，农村中老年妇女围更年期生殖健康关怀明显缺失。我国计划生育服务的主要对象“婴儿潮”一代庞大的人口队列开始陆续退出育龄期进入中老龄阶段，特别是50岁以上中老年女性人口游离出计划生育服务的目标人群之后，她们的生殖健康需求没有得到关注，服务机制不健全，相应的服务也没有跟上，主要归纳为以下几个方面：

一、计划生育与妇幼保健两个服务系统长期分离，导致农村中老年妇女在围更年期获得生殖健康服务明显不足，服务需求得不到满足

本次调研结果显示，由于历史原因，我国农村中老年妇女文化程度比较低，绝大多数在家从事农业生产或是专职家庭主妇。她们年轻时怀孕次数较多，被访者中五分之二的人有过人工流产经历，当年生育子女时产前检查和住院分娩平均比例都低于50%，产后随访的比例更低，年轻时获得的妇幼保健服务明显不足，这些都潜在影响了她们在育龄中后期的生殖健康和生活质量。长期以来，妇幼保健服务在农村中实行的专项妇女健康检查项目均免费，但是调查点上中老年妇女近两年内接受过正规妇检的平均比例没有超过62.8%，明显低于国家要求达到80%的妇女健康检查目标。主要原因是虽然检查免费，但看病治疗还是要收费，新农合的门诊账户钱很少，影响了体检的积极性，如果不是需要住院治疗的疾病，常常放弃治疗，能忍则忍。在选择医疗保健机构时，重点考虑就医方便和较高的医疗水平，乡镇卫生院和计生服务站排在最前面，其次是县(市、区)妇幼保健院，最后是县

（市、区）计划生育服务站。妇女健康检查和随访原本是妇幼保健机构的基本任务，可是调查结果却表明计划生育干部做健康随访的比例比医务人员还要高，这显然与我国农村强力推进计划生育基本国策有关，虽然乡镇计划生育服务内涵的不断拓展客观上对农村妇女的生殖健康起到了积极的促进作用，在一定程度上弥补了农村妇女生殖健康服务的不足，但是这种随访的主要目的是观察妇女避孕节育措施的落实效果，本质上是一种以控制生育为导向的计划生育行政管理行为，而不是真正出于对妇女生殖健康的关心。

二、中老年妇女自我保健意识不强，健康促进意识薄弱，缺乏对绝经后取环必要性的正确认识

调查结果显示，农村中老年妇女普遍缺乏对更年期的正确认识，健康促进的意识很薄弱，有半数以上参加座谈的人出现更年期综合征反应，受各种妇科疾病困扰非常痛苦，而且求助无门，难以启齿的性问题也严重困扰着她们。一些妇女在座谈会上坦言，年龄超过50岁以后性欲迅速消退，特别是绝经后的妇女普遍认为夫妻性生活不是一件快乐的事情。丈夫不理解妻子更年期生理和心理上的变化，妻子也不理解丈夫要求性生活是正常的需求，造成比较普遍的家庭矛盾，甚至出现家庭暴力。计划生育服务人员指出，在提供性与生殖健康知识、进行规范的更年期生殖健康检查、预防和治疗妇科疾病、适时安全地取出避孕环等四个方面已经成为农村围更年期妇女最需要的服务选项。在开展围更年期生殖健康服务时，需要考虑不同年龄阶段妇女的不同需求，采取不同的服务方式，充分利用妇幼保健和计划生育各自的优势开展服务。但是，农村基层医疗卫生、妇幼保健机构和计划生育服务机构都没有专门的更年期门诊咨询和治疗，没有专门针对更年期妇女生殖健康的服务，更年期性健康教育和咨询服务几乎是空白。许多妇女生殖保健知识缺乏，没有定期参加生殖健康检查，采取上环措施绝经后23.5%的农村中老年妇女没有取出避孕环，她们对绝经后取环的知晓程度普遍不高，尤其对绝经后取环的必要性没有基本的认识，有的认为放了环可以一辈子不用取出，有的认为不取出也没有关系，懒于行动。有的妇女惧怕取环时疼痛，绝经后不及时取环，往往到了身体出现明显不适的情况才会到医院就诊，加大了取环难度，生殖健康受到较大损伤。

三、长期以来，农村基层计划生育服务没有设立适当的考核评估指标，缺少为绝经后妇女适时安全取环的工作规范和服务机制

20 世纪 80 年代以来，我国大约半数的农村妇女在生育了 1 个或 2 个孩子后安置了避孕环，以降低生育率为导向的基层计划生育服务侧重提高妇女生育后的上环及时率，却没有任何工作指标要求为绝经后的妇女及时安全取环，缺少规范的工作机制，存在管理体制上的不足。因此，妇女绝经后是否适时安全将避孕环取出是本次调查特别关注的重点。调查中有一些绝经后妇女强烈反映，农村妇女到达 50 岁后，她们不再是基层计划生育服务的对象，不再享受计划生育的免费服务，可是她们自己不知道，也没有人告诉她们，所以错过了最佳取环时间，特别是流动妇女绝经后适时取环的问题更为突出。如果要取环必须到医院或卫生院，但是取环不是看病，不在新农合报销覆盖的范围，所以有些妇女不得不自己出钱将环取出，既增加了手术难度和风险，也增加了经济负担。

当前农村计划生育服务面临最为突出的问题是，二十世纪八九十年代上环的育龄妇女进入中老年后需要取环的人数大增。根据我们前期调研和六普资料推算，我国农村当前 45～64 岁妇女绝经后未取环人数大约为 490.6 万人，而其中 45～54 岁围更年期绝经后未取环人数为 270 万人，未来 10 年大约还有 2 600 万妇女绝经后需要取环。如果不改变当前围更年期妇女的计划生育服务现状，在 2015～2024 年期间将还会有大量的围更年期妇女绝经后得不到及时的取环服务。

从 1980 年到 2013 年，我国农村计划生育和妇幼保健服务一直保持二元管理体制，各自的目标考核完全独立，基层提供生殖健康服务的两个服务系统之间缺乏制度化的协调和衔接机制。我国计划生育服务的目标人群是 15～49 岁的已婚育龄夫妇，为退出育龄期的妇女取环并不是计划生育服务机构考核的硬任务，做多少，做得好不好，完全取决于基层计划生育干部对计划生育优质服务的认识程度。同样，避孕节育服务也不是妇幼保健机构的考核任务，于是在许多地方就出现了卫生、计生两不管现象，不能及时并安全地为农村 50 岁以上绝经后妇女取环，直接影响了中老年妇女的生殖健康。显而易见，为广大中老年妇女提供相应的围更年期生殖健康服务和绝

经后取环服务，已经成为我国农村计划生育和妇幼保健服务工作中比较薄弱的环节。

四、乡镇计划生育和妇幼保健服务能力不强，限制了为中老年妇女拓展服务的范围和质量，不规范民营医疗机构乘虚而入

乡镇计划生育服务机构主要是为已婚育龄夫妇提供基本的避孕节育、优生优育、随访咨询服务，乡镇妇幼保健机构主要服务对象是20～40岁孕产妇，对于中老年妇女围更年期生殖健康服务的能力有限，主要反映了人才缺乏和技术水平不高两个问题。开展围更年期生殖健康服务要求技术人员具有较强的综合素质，可是当前在乡镇一级计划生育服务机构工作的技术骨干大多是20世纪90年代卫校毕业后直接进入计划生育服务系统，长期只为育龄妇女提供避孕节育手术，在生殖健康、妇幼保健、防病治病方面的临床应用能力较差，限制了为围更年期妇女拓展服务的范围和质量。部分技术服务人员还身兼数职，相关的服务工作更难以很好到位。此外，由于基层待遇比较低、继续教育和培训的机会相对比较少，医师资格考试通过率也较低，进一步限制了人才的流入，面临比较严重的人才断流的问题。

所有的调查点都反映，近年来各种民营医疗机构却瞄准了我国农村中老年妇女围更年期生殖健康服务不足的状况，全面出击，用上门免费提供健康检查服务的方式吸引了大批围更年期妇女，导致不规范治疗、过度治疗和高额收费的情况非常严重，扰乱了公共卫生和预防保健服务的正常秩序，已经引起群众的反感和抵制。基层妇幼保健和计划生育医务人员普遍认为，现在有很多妇女出现了更年期综合征后病急乱投医，花了很多钱也没有解决问题，群众这方面的需求量很大，但是国家提供的公共卫生服务没有到位。

五、退出育龄期妇女绝经后取环的经费不足，来源不确定，做实做好围更年期妇女生殖健康服务工作面临严峻的挑战

我国规定实行计划生育的农村育龄妇女免费享受取环及规定的各项医

相关费用由各级财政划拨的计划生育事业费按比例分担。但是在

差别很大，有些地方列出专门项目支出，有些地方对参保的妇女

由医疗保险中支付一部分，另一部分先由群众自己支付，然后报销，群众觉得不方便。尤其是退出育龄期的妇女（50周岁及以上）在一些地方还要自费取环，群众觉得很无奈。调查结果显示，一般的正常取环的实际费用为100～150元/例，有宫颈萎缩的取环的实际费用为150～200元/例，做无痛取环的350～400元/例，有环嵌顿等困难取环的实际费用为1 000～3 000元/例，与目前国家规定的较低标准有很大的差距。我们的调查点中凡是为围更年期妇女绝经后取环工作做得好的地方，当地政府都很重视，拨出专项经费，解决经费不足的问题。工作难以推动的地区除了认识问题外，经费来源以及经费不足也是重要的原因。根据本次调查数据和全国“六普”人口数据，我们预测未来10年有约2 600万妇女绝经后需要取环，即使按照正常取环平均花费的低限100元/例计算，全国共需要专项资金为26亿。按照调查数据显示的有环嵌顿取环困难的比例约为2%以及平均取环花费1 000元/例计算，未来10年全国可能会发生52万例取环困难案例，需要资金5.2亿。做实做好围更年期妇女生殖健康服务工作面临严峻的挑战。

第五部分　农村中老年妇女生殖健康服务新机制战略思考与政策建议

本研究选择典型地区，采用定性和定量研究方法，对我国农村40～64岁中老年妇女生殖健康服务现有的不同发展模式进行实证调查，获得宝贵的第一手资料，发现了存在的主要问题和没有满足的需求，并且进行深入分析和比较研究，为探索一条有中国特色的生殖健康服务可持续发展之路，提出我国农村中老年生殖健康服务供给侧改革新机制的战略思考和政策建议。

一、新组建的妇幼保健计划生育服务机构要加大健康教育和健康促进力度，进一步提高中老年妇女的生殖健康意识，提供有针对性的个性化服务

随着我国老龄化进程加速，农村中退出育龄期的中老年妇女人数越来越多，她们广泛承担着家务、农业劳动和照顾亲人的多重责任，在人生转折时期的心理和生理出现的变化和产生的健康问题相对也比较多。因此，我国基层医疗保健机构，尤其是新组建的县(市、区)乡两级妇幼保健计划生育服务机构，要加大健康教育和健康促进力度，为农村中老年妇女提供针对性的服务，让每个妇女都能了解围更年期保健的必要性和重要性，满足她们的生殖健康需求，这对于提高农村基层计划生育生殖健康服务水平非常重要。

因此，当前最重要的干预措施是充分利用基层妇幼保健计划生育服务网络和宣传阵地，加强对中老年妇女的生殖健康意识培养和生殖健康知识宣传，通过健康教育专栏、宣传材料、电话短信以及上门入户面对面交流等各种方式，使中老年妇女掌握比较全面的自我保健知识，预防和缓解更年期综合征的发生。同时还要充分发挥育龄妇女信息系统的作用，及时提醒和[illegible]绝经后妇女取环，从促进生殖健康的角度提高她们对绝经后适时取环[illegible]认识。

二、坚持以人为本,充分认识提供优质的围更年期取环服务是当前关怀中老年妇女生殖健康,实现计划生育服务拓展转型的重要举措

长期以来,要不要主动为绝经后妇女提供取环服务是计划生育服务系统议论的焦点。有观点认为群众要取就取,不需要主动去做,认为取环难度大有医疗风险。这种观点其实是长期以来以生育率控制为导向的计划生育服务惯性思维的体现,并没有把育龄妇女的健康放在首要位置,很大程度上阻碍了适时取环服务的主动推进和计划生育服务转型。

本次调查显示,基层计划生育服务工作者以人为本的政绩观至关重要。江苏盐城市盐都区和重庆永川区在为围更年期妇女适时取环方面工作出色,他们做好了一件群众有需求,但是上级不考核的事情。他们认为:不适时为更年期妇女取环会影响妇女健康,年老后出现并发症会导致上访投诉,更年期综合征得不到诊治会导致家庭生活不和,从而降低政府计划生育服务的诚信度,这些才是最大的风险。

江苏盐城市盐都区从 1995 年开始就把为更年期妇女取环纳入计划生育优质服务的内容,利用育龄妇女信息系统获得相关信息,及时通知妇女取环,形成了一套成熟的县(市、区)、乡、村服务流程。他们把为更年期妇女取环作为计划生育技术服务的一项基础性工作,作为人口计生工作拓展转型的重要内容,纳入了计划生育工作的大考核体系,与日常工作同考核。他们认为这些妇女早年实行计划生育为国家做出了贡献,现在要为她们安全取环,政府有责任服务到底。他们从认识上高度重视,把为围更年期妇女取环工作作为创建幸福家庭的民生工程,尤其是为全区退出育龄期的妇女提供免费取环服务,虽然遇到了少数取环困难病例,在上级医院的帮助下都成功取出,有效破解了避孕节育服务难题,赢得中老年妇女的普遍赞誉。盐城案例为我国中老年生殖健康服务机制创新提供了可借鉴的宝贵经验。

三、抓住卫生计生服务机构整合的有利时机，建立健全计划生育服务人员垂直管理和职业化建设体制，强化中老年妇女生殖健康服务能力建设

从本次调研的情况看，多数地区乡镇计划生育服务人员是由同级行政部门管理，县(市、区)计划生育服务站只是业务指导，基层用人的随意性造成对服务人员的业务管理落空，服务能力建设难以进行。要抓住这次机构改革的契机，建立和健全县(市、区)乡两级计划生育服务人员的垂直管理和职业化建设体制，使县(市、区)级妇幼保健计划生育服务中心真正发挥当地计划生育生殖健康优质服务的龙头作用，加强乡镇妇幼保健计划生育服务站建设，把乡级计划生育服务人员的服务能力建设落实到位，牢固确立乡镇妇幼保健计划生育服务站在提供中老年妇女计划生育生殖健康优质服务工作中的基础性作用。

鉴于我国农村中老年围更年期保健服务长期缺失的现实状况，加强妇幼保健计划生育服务机构和人员的围更年期生殖健康服务能力建设应该成为今后妇幼保健计划生育优质服务的一项重要任务。各级卫生计生部门要高度重视，提高服务机构的服务能力和服务人员的服务能力并重，着重在营造咨询环境、配备必要设备、服务人员的能力提高方面给予支持，实施服务能力建设目标考核，为开展围更年期计划生育生殖健康优质服务创造更好的条件。我们建议：一是加强技术培训，从国家或者省级层面分层次、分批次进行围更年期妇女计划生育生殖健康服务和管理的业务培训，安全取环是重点；二是在县(市、区)乡两级妇幼保健计划生育服务机构中配备相关的专业技术人员，为围更年期妇女提供便捷的计划生育生殖保健、咨询和诊疗服务；三是加大资金投入力度，为乡镇妇幼保健计划生育服务站配备更年期保健相关的检测设备和仪器；四是完善乡、村、组三级妇女保健计划生育管理和服务网络优势，整合妇幼保健和计划生育管理信息系统，加强村医和妇幼计生专干为围更年期妇女提供计划生育生殖健康优质服务的培训力度，提升她们在第一线面对面咨询服务的能力。

四、完善妇幼保健计划生育服务财政投入体制，尽快确立并启动以农村中老年妇女围更年期健康保护和健康促进为核心内容的重大公共卫生服务项目

我们的研究结果表明，在当前重组县乡两级妇幼保健计划生育服务机构的背景下，必须加强农村中老年妇女的健康教育和健康促进，在新体制下为农村围更年期妇女提供适宜的高质量的生殖健康服务，应该成为当前我国农村妇幼保健计划生育的工作重点之一。在我国农村医疗保健资源不足的情况下，充分利用现有的县（市、区）和乡镇计划生育和妇幼保健服务机构，依据有关卫生法规，把中老年妇女的生殖健康服务延伸到每个家庭。这种服务模式的优势已经显现，我国农村计划生育和妇幼保健服务机构就可以为农村广大育龄妇女在人口老龄化过程中做好衔接工作，提供优质的生殖健康服务，找到一条既能够维持适度生育水平，又能够提高中老年妇女生殖健康水平的新路子。

为了弥补我国妇幼保健计划生育工作在妇女围更年期服务的不足，强化围更年期妇女健康保障机制，进一步提高我国农村中老年妇女的生殖健康水平，必须完善妇幼保健计划生育服务财政投入体制，为围更年期妇女生殖健康服务提供可靠的制度保证。为此，我们提出农村围更年期妇女生殖健康服务新机制的基本构思和运行框架：

(1) 建议国家卫生和计划生育委员会，针对快速增多的农村中老年妇女人口的发展态势，在推进农村卫生体制改革的进程中，加大财政投入，尽快确立并首先启动以农村围更年期妇女健康保护和健康促进为核心内容的重大公共卫生服务项目，用项目创新农村中老年妇女生殖健康服务机制。

(2) 在县(市、区)乡两级妇幼保健计划生育服务机构中建立围更年期妇女保健门诊，建立围更年期妇女健康促进援助中心，特别关注45～54岁妇女的计划生育生殖健康需求，为围更年期妇女绝经后取环提供优质服务，弥补我国农村中老年妇女计划生育生殖健康服务的薄弱环节。

(3) 围更年期妇女生殖健康服务的重点放在：为绝经后妇女适时安全取环、提供性与生殖健康知识、进行规范的围更年期妇女健康咨询与检查、缓解更年期综合征症状、及时治疗和有效预防生殖道感染等若干方面。

(4) 在机构改革过程中有效整合妇幼和计生两个服务系统的资源，共同确立县(市、区)、乡、村三级随访服务和系统管理运行机制，各有侧重，优势互补，为农村中老年妇女提供优质的健康教育、健康咨询、健康检查和疾病治疗服务，努力解决她们可能遇到的各种生理、心理、家庭和社会适应等问题。

参考文献

[1] 顾宝昌. 生殖健康与计划生育国际观点与动向[M]. 北京:中国人口出版社,1996.

[2] 郭震威. 略论计划生育服务网络的发展前景[J]. 市场与人口分析,2001(3):67 - 72.

[3] 郑晓瑛. 人口计生服务网络在新农村建设中的作用[J]. 市场与人口分析,2006(4):1 - 6.

[4] 王家琪,等. 计划生育服务机构改革与发展的思考[J]. 中国计划生育杂志,2002(6):324 - 326.

[5] 汪金鹏. 我国农村公共卫生体系现状及宏观改革措施[J]. 中国卫生资源,2006(2):59 - 61.

[6] 陶瑞卿. 我国生殖健康服务内容及服务制度构建思考[J]. 中国卫生事业管理,2008(2):131 - 331.

[7] 孙晓明,舒星宇,等. 我国农村计划生育服务机制与转型研究[J]. 人口与发展,2010(6):88 - 96.

[8] 国家卫计委,中央编委. 关于优化整合妇幼保健和计划生育技术服务资源的指导意见. 2013 年 44 号文件.

[9] 孙晓明,舒星宇,等. 中国农村中老年妇女人口生殖健康状况与服务需求分析[J]. 人口与发展,2013(3):63 - 72.

[10] 毛京沭,宗占红,等. 我国东、中、西部地区农村妇女围绝经期状况比较性研究[J]. 中国妇幼保健,2015(17):2799 - 2801.

[11] 杜鹏. 中国老年人口健康状况分析. 人口与经济,2013(6):3 - 9.

[12] 李彩福,李现文,全金玉,等. 农村留守老年人健康状况的性别差异[J]. 中国老年学杂志,2013(11):2619 - 2621.

[13] 杜本峰,王旋. 老年人健康不平等的演化、区域差异与影响因素分析[J]. 人口研究,2013(5):81 - 90.

[14] 周绍斌. 论农村老年人的健康需求与健康服务[J]. 社会主义研究，2007：2.

[15] 胡月，龚磊，陈福宽，等. 农村老年居民健康状况及保健需求情况调查[J]. 中国老年学杂志，2013(13)：3142－3144.

[16] 巵怡，贺加. 新医改进程中老年卫生保健服务相关问题研究[J]. 中国社会医学杂志，2012(6)：376－378.

[17] 温勇，舒星宇，宗占红，等. 中老年人的健康状况健康服务的需求与提供[J]. 人口研究，2014；38(5)：72－86.

[18] 吕秀敏，于金侠. 9 024 例妇女病普查结果分析. 中国妇幼保健杂志[J]，2009，24(18)：2536－2538，1003－1011.

[19] 辜欣娅，等. 农村老年妇女生殖健康影响因素 Logistic 回归分析[J]. 中华老年医学杂志，2014(10)：5830－5832.

[20] 周赞华，王伟杰，等. 丽水地区农村围绝经期妇女健康状况和保健需求研究[J]. 中国妇幼保健，201(27)：4360－4363.

[21] 孙立红，韩丽晖，吴明辉. 303 例围绝经期和绝经后期妇女取器病例分析[J]. 中国妇幼保健，2007(22)：3025－3027.

[22] 国家卫计委统计信息中心. 第五次国家卫生服务调查分析报告. 2013：121－167.

[23] 孙晓明，舒星宇，周建芳，等. 我国农村计划生育服务机制与转型研究[J]. 人口与发展，2010(6)：88－96.

[24] 陶鹰. "民心工程"为民谋利——专访河北省人口计生委主任赵新[J]. 人口与计划生育，2006(8)：17－19.

[25] 孟庆莲，路庆章，张亦心，等. 推进"民心工程"提高农村育龄妇女生殖健康水平[J]. 中国计划生育学杂志，2009(12)：714－715.

[26] 韦艳，王伯璐. 新公共服务理论下的计划生育服务管理改革研究[J]. 人口与计划生育，2016(1)：23－25.

7] 顾宝昌. 经济新常态下的计划生育工作转型[J]. 人口与社会，2105 3)：3－6.

ols HB，Trentham—Dietz A，Hampton JM，et al. From

menarche to menopause: trends among US Women born from 1912 to 1969. Am J Epidemiol, 2006(10) : 1003 - 1011.

[29] Sun, Xiaoming, Xingyu Shu, Zhanghong Zong, et al. Unmet sexual and reproductive health needs of women aged 50 - 64 years in rural China, Menopause: The journal of the North American Menopause Society, Oct. 2014, DOI: 10.1097/gme.0000000000000346. USA.

附件　中老年妇女(40～64岁)生殖健康状况与服务需求调查问卷

国家社会科学基金项目

中老年妇女(40～64周岁)生殖健康状况与服务需求
出生日期:1946.9.30～1971.10.1
调查问卷

您好!真诚地欢迎您参加由南京人口管理干部学院主持的国家社科基金项目的问卷调查。本调查的目的是了解我国农村中老年妇女主要的生殖健康问题、服务现状和对服务的需求,为进一步改善中老年妇女生殖健康服务质量提供决策参考。本调查不填写姓名,会有些敏感问题,我们完全为您保密,请不要有顾虑,根据您的真实情况和理解填写和选择问题中的答案,并在所选择的序号上打"√"。凡是在问卷上特别标注为"多选题"的,您可以选择一个以上答案,没有特别标注的,请您只选择一个答案。

谢谢您的合作!

调查地点:省县(市、区)乡(镇)村

调查时间:　　年　月　日

调查方式:(1) 访问　(2) 自填调查员签名:

南京人口管理干部学院

一、基本情况

您的出生时间是:　　年　月(公历)

1.2　您的民族?

(1) 汉族　(2) 其他民族,请注明

1.3　您目前的婚姻状况是?

(1) 未婚　(2) 已婚　(3) 已婚分居　(4) 离婚　(5) 丧偶

1.4　您的文化程度的是?

(1) 未读过书　(2) 小学　(3) 初中　(4) 高中　(5) 中专/职校　(6) 大专及以上

1.5　您目前的职业是?

(1) 务农　(2) 工厂工人　(3) 私营企业主　(4) 个体工商户　(5) 家庭妇女　(6) 国家工作人员　(7) 无业　(8) 已退休　(9) 服务业员工　(10) 其他,请注明

1.6　您现在的户口性质是?

(1) 本地常住户口　(2) 本地暂住户口　(3) 没有登记户口

1.7　您是否到外地打过工,多长时间?

(1) 是,____年　(2) 否

1.8　您是否参加了新型农村合作医疗?

(1) 是　(2) 否

1.9　您还参加了其他的医疗保险吗?(多选题)

(1) 没有　(2) 城镇居民医疗保险　(3) 职工医疗保险　(4) 生育保险　(5) 商业医疗保险

二、生育与节育

2.1　您一共怀孕过几次?　次

2.2　您一共人工流产过几次?　次

2.3　您生最后一个孩子时,是否做过产前检查?

(1) 是　(2) 否　(3) 不清楚

2.4　您最后一个孩子是否在医院里出生?

(1) 是　(2) 否

2.5　您最后一个孩子出生后,谁去访视了您?

(1) 没有人　(2) 医护人员　(3) 妇女干部　(4) 计生干部

2.6　您曾经采用过什么避孕方法?(多选题)

(1) 没有避孕 (2) 男扎 (3) 女扎 (4) 上环 (5) 避孕套 (6) 口服药 (7) 皮埋 (8) 避孕针剂 (9) 外用药膜 (10) 安全期 (11) 体外排精

2.7 您绝经前采用的是什么避孕方法?

(1) 没有避孕 (2) 男扎 (3) 女扎 (4) 上环 (5) 避孕套 (6) 口服药 (7) 皮埋 (8) 避孕针剂 (9) 外用药膜 (10) 安全期 (11) 体外排精

2.8 您目前采用的是什么避孕方法?

(1) 没有避孕 (2) 男扎 (3) 女扎 (4) 上环 (5) 避孕套 (6) 口服药 (7) 皮埋 (8) 避孕针剂 (9) 外用药膜 (10) 安全期 (11) 体外排精

2.9 您目前采用的避孕方法是从何处获得的?

(1) 没有采用避孕措施 (2) 村卫生/计划生育服务室 (3) 乡镇计划生育服务站 (4) 乡镇卫生院 (5) 自己到药店/商店购买 (6) 县(市、区)计划生育服务站 (7) 县(市、区)人民医院 (8) 私人诊所 (9) 其他,请注明

2.10 在过去的一年里,您有过意外怀孕吗?

(1) 没有 (2) 1 次 (3) 2 次 (4) 3 次及以上

2.11 在过去的一年里,您有过人工流产吗?

(1) 没有 (2) 1 次 (3) 2 次及以上

三、性与生殖保健

3.1 您初婚时的年龄是几岁? 周岁

3.2 在过去的一个月,您有过几次性生活? 次

3.3 您第一次来月经时年龄是几岁? 周岁

3.4 您是否已经绝经?

(1) 是,绝经年龄是在 周岁 (2) 否

3.5 如果您已经绝经,过去上的避孕环取出来了吗?

(1) 没有上环 (2) 已经取出 (3) 没有取出

6 您知道妇女绝经后取环的时间吗?

绝经后半年之内 (2) 绝经后一年之内 (3) 不需要取出

(4) 不清楚

3.7　您听说过下列妇科疾病吗？(多选题,可提示)

(1) 阴道炎　(2) 宫颈炎　(3) 附件炎　(4) 盆腔炎　(5) 月经不调　(6) 宫颈癌　(7) 卵巢囊肿　(8) 子宫肌瘤　(9) 子宫脱垂　(10) 乳腺增生　(11) 以上都不知道

3.8　近两年来您做过妇科检查吗(不包括查环查孕)？

(1) 没有做过　(2) 卫生部门组织做过　(3) 计生部门组织做过　(4) 单位组织做过　(5) 自己到医院做过　(6) 自己到计划生育服务站做过

3.9　您做过妇科检查后,查出了哪些疾病？(多选题)

(1) 没有疾病　(2) 阴道炎　(3) 宫颈炎　(4) 附件炎　(5) 盆腔炎　(6) 月经不调　(7) 宫颈癌　(8) 卵巢囊肿　(9) 子宫肌瘤　(10) 子宫脱垂　(11) 乳腺增生　(12) 其他,请注明

3.10　您是否患过以下疾病？

霉菌性阴道炎　(1) 是　(2) 否　(3) 不清楚

滴虫性阴道炎　(1) 是　(2) 否　(3) 不清楚

梅毒　(1) 是　(2) 否　(3) 不清楚

淋病　(1) 是　(2) 否　(3) 不清楚

疱疹　(1) 是　(2) 否　(3) 不清楚

软下疳　(1) 是　(2) 否　(3) 不清楚

尖锐湿疣　(1) 是　(2) 否　(3) 不清楚

艾滋病　(1) 是　(2) 否　(3) 不清楚

3.11　您查出妇科病后,治疗了吗？

(1) 治疗了　　(2) 没有治疗

3.11.1　没有治疗的主要原因是什么？

(1) 没必要　(2) 不好意思　(3) 不严重　(4) 没钱治疗　(5) 交通不便　(6) 其他原因

3.12　如果您有妇科病,会先到哪里看病？

(1) 村医务室　(2) 乡镇卫生院　(3) 乡镇计生服务站　(4) 县(市、区)医院　(5) 县(市、区)妇幼保健院　(6) 县(市、区)计生服务站

3.13　您这里离乡镇医疗单位有多远？

(1) 不足1公里 (2) 1～3公里 (3) 3～5公里 (4) 5公里及以上

3.14 您知道妇女有更年期吗?

(1) 知道 (2) 不知道

3.15 您在更年期阶段时,身体的不适反应如何?

(1) 还没到更年期 (2) 没有变化 (3) 反应较轻 (4) 反应较严重

3.15.1 上题选择(3)(4)项的,其更年期主要症状有哪些?(多选题)

(1) 月经紊乱 (2) 潮热出汗 (3) 烦躁易怒 (4) 心慌意乱 (5) 腰酸背痛

3.16 您觉得妇女有更年期综合征需要看医生吗?

(1) 需要 (2) 不需要 (3) 无所谓

3.17 您认为妇女绝经后还需要夫妻性生活吗?

(1) 很需要 (2) 偶尔需要 (3) 不需要 (4) 不清楚

3.18 您平时是否清洗下身?

(1) 从来不洗 (2) 每天洗 (3) 每两天洗一次 (4) 每周洗1～2次 (5) 1周以上洗1次

3.19 您丈夫平时是否清洗下身?

(1) 从来不洗 (2) 每天洗 (3) 每两天洗一次 (4) 每周洗1～2次 (5) 1周以上洗1次 (6) 不清楚

3.20 您觉得自己的健康状况如何?

(1) 健康 (2) 一般 (3) 有点小毛病 (4) 经常生病

四、服务需求

4.1 您对目前基层生殖保健服务是否满意?

(1) 满意 (2) 一般 (3) 不满意

4.2 您希望获得下面哪些方面的服务?(多选题)

(1) 妇女更年期后及时取环 (2) 更年期心理咨询 (3) 中老年性健康知识 (4) 避孕方法介绍 (5) 妇女五期保健知识教育 (6) 健康检查并治疗妇女病 (6) 避孕节育手术后随访 (7) 治疗节育手术并发症 儿童保健 (9) 其他,请注明

3 近两年来您接受过哪些知识教育?(多选题)

更年期健康保健 (2) 预防糖尿病 (3) 预防高血压 (4) 预防

骨质疏松　(5) 性生活与避孕指导　(6) 心理咨询　(7) 没有接受过上述知识教育

4.4　您希望通过什么途径获得生殖保健知识?(多选题)

(1) 家人/亲友/邻居交流　(2) 医院医生下乡讲课　(3) 计生服务人员下乡讲课　(4) 到医院找医生了解　(5) 到计生服务站找计生服务人员了解　(6) 宣传手册/挂图　(7) 书报/杂志　(8) 黑板/墙报/宣传栏　(9) 影视/广播/光碟　(10) 网络

4.5　如果有关部门组织生殖健康检查,您会去吗?

(1) 如果免费,就会去　(2) 如果自己花钱,不会去　(3) 检查身体能早发现疾病,花钱也会去　(4) 没有不舒服,不会去